Anna Elisabeth Röcker

Die eigene Mitte stärken

Beckenboden-Gymnastik

Den eigenen Körper intensiver erfahren und mit sanfter Gymnastik Muskulatur
und Bindegewebe stärken. Anleitungen für Atem-, Ton- und Vorstellungsübungen

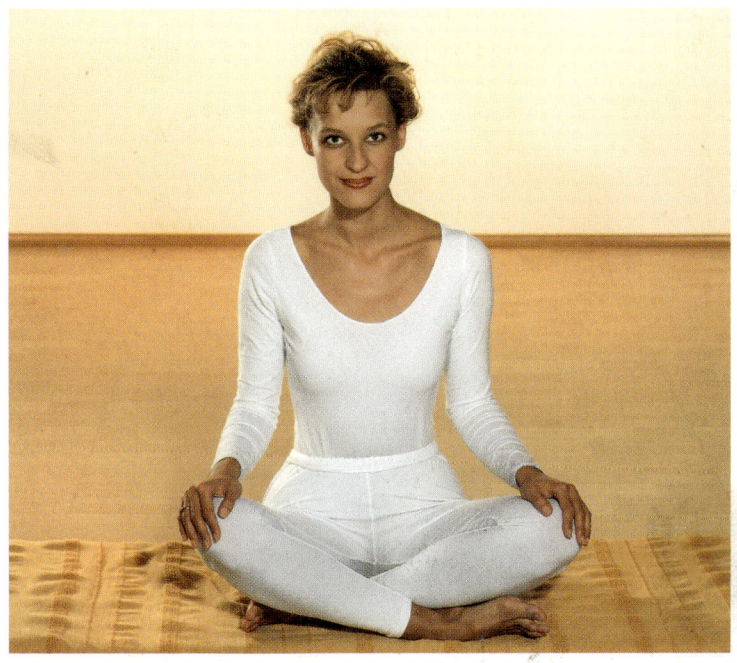

SÜDWEST

Inhalt

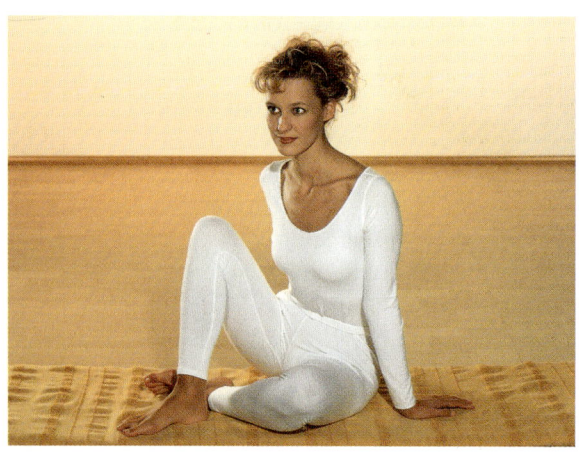

Kerzenübungen werden vor allem zu Beginn der Schwangerschaft als Wohltat empfunden.

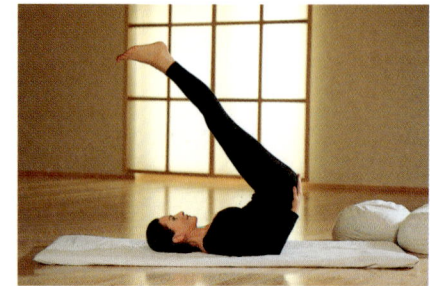

Die Liegeübungen lassen sich auch sehr gut vor dem Aufstehen im Bett durchführen.

Sitzübungen kräftigen mit dem Beckenboden auch Muskeln, die beim Geburtsvorgang wichtig sind.

Die Beckenbodenübungen sollten durch Übungen für angrenzende Muskeln ergänzt werden.

Kraft im Zentrum

Aus meiner langjährigen Erfahrung als Heilpraktikerin und Yogalehrerin kenne ich die Probleme, die eine geschwächte Beckenbodenmuskulatur mit sich bringen kann. Frauen sind häufig davon betroffen, insbesondere, wenn Geburten die Muskulatur und das Bindegewebe stark strapaziert haben. Da die Unterleibsmuskulatur eine enge Verbindung zum Bindegewebe im Bauchraum hat, kann ein schwacher Beckenboden Senkungen der Blase und der Gebärmutter zur Folge haben. In solchen Fällen sollte ein operativer Eingriff das letzte Mittel der Wahl sein: Dabei werden in erster Linie die überdehnten Bänder der Blase und Gebärmutter verkürzt und so der Druck auf den Beckenboden gemildert. Bedauerlicherweise ist damit aber nicht die Ursache behoben, und so kommt es oft schon kurze Zeit nach der Operation wieder zu ähnlichen Problemen.

Mit gezielter Gymnastik kann man diese Beschwerden lindern und häufig sogar zum Verschwinden bringen. Beckenbodenübungen werden aber viel zu selten empfohlen, und wenn, dann meist ohne genaue Anleitung und ohne den Hinweis, dass sie über einen längeren Zeitraum konsequent durchgeführt werden müssen.

Gymnastik zur Kräftigung der Muskulatur

Weil die Beckenbodenmuskeln »unsichtbar« sind und teilweise tief im Körperinneren liegen, ist der Umgang mit ihnen nicht ganz leicht. Ein Einblick in die Anatomie und Funktion dieser Muskulatur soll Ihnen helfen, die Bedeutung eines Beckenbodentrainings zu verstehen. Durch regelmäßiges Üben bessern sich nicht nur die Beschwerden, die durch eine schwache Beckenbodenmuskulatur verursacht wurden, sondern das gesamte körperliche Wohlbefinden. Da diese Muskulatur eng mit der Rücken-, Bauch- und Beinmuskulatur verbunden ist, empfiehlt es sich, das Beckenbodentraining mit entsprechenden weiteren Übungen zu kombinieren. Sie erhalten darüber hinaus wertvolle Tipps, wie Sie

---

Der Beckenboden ist vielen Frauen fremd, obwohl er für die Gesundheit eine wichtige Rolle spielt. Eine gezielte Kräftigung der Beckenbodenmuskulatur kann vielen Beschwerden vorbeugen und zur Besserung beitragen, wenn das Krankheitsbild noch nicht sehr stark ausgeprägt ist.

die Muskulatur und das Bindegewebe mit naturheilkundlichen Medikamenten, Wasseranwendungen, Atem- und Vorstellungsübungen kräftigen können. Neuen medizinischen Fachrichtungen wie der Psychoneuroimmunologie verdanken wir die Erkenntniss, dass innere Bilder einen großen Einfluss auf den Organismus haben: Durch intensives Imaginieren können körperliche Prozesse in Gang gesetzt und bereits bestehende Beschwerden gelindert werden.

Das Körpererlebnis intensivieren

Ich möchte Ihnen mit diesem Ratgeber aufzeigen, was Sie tun können, um Senkungsbeschwerden im Unterleibsbereich vorzubeugen, und Sie einladen, Möglichkeiten der Selbsthilfe zu erkunden. Ebenso wichtig erscheint es mir aber, den Beckenboden nicht erst wahrzunehmen, wenn Probleme auftauchen, sondern das Potenzial an Lebensfreude und Sinnlichkeit zu erkennen, das in diesem Teil unseres Körpers verborgen liegt. Wenn wir unserem Körper mehr liebevolle Aufmerksamkeit widmen, wird er uns nach und nach ungeahnte Kraftquellen auftun und zu einem verlässlichen Partner werden.

Anna Elisabeth Röcker

Von einem Beckenbodentraining profitieren aber nicht nur Frauen mit einer Muskelschwäche, sondern auch solche, die sich in ihrer Rolle als Frau unwohl fühlen. Eine Stärkung des Beckenbodens bedeutet immer auch eine Stärkung des weiblichen Selbstbilds.

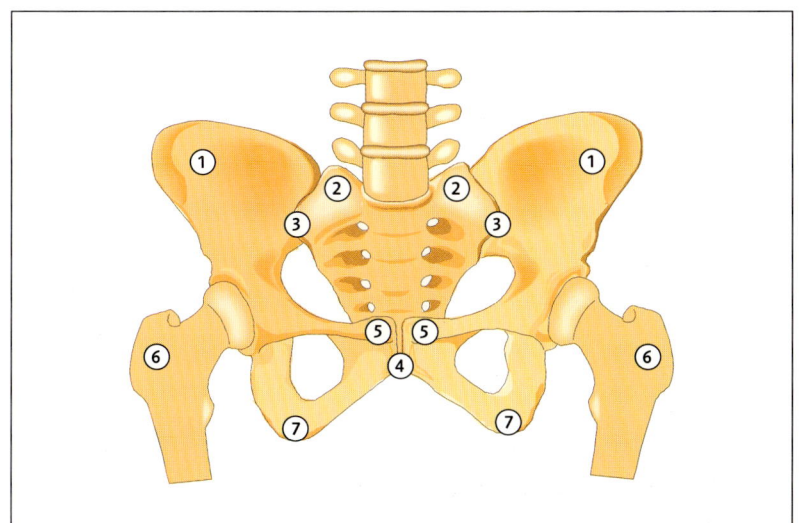

Aufbau des Beckens:
1 Darmbein
2 Kreuzbein
3 Ileosakralspalt
4 Steißbein
5 Schambein
6 Hüftbein
7 Sitzbeinknochen

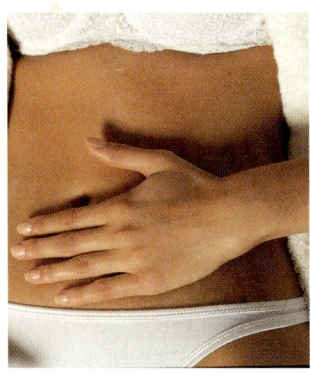

Die Beckenbodenmuskulatur wird von den meisten anatomischen Nachschlagewerken ignoriert. Dabei zählt sie zu den wichtigsten Muskelgruppen des ganzen Körpers.

Der Beckenboden trägt die Bauchorgane und hält die Öffnungen von Harnröhre, Scheide und Enddarm geschlossen. Wenn er diese Funktionen nicht wahrnehmen kann, kommt es zu ernsthaften Beschwerden.

Aufbau und Funktion des Beckenbodens

Abschluss des knöchernen Beckens

Das knöcherne Becken (siehe Seite 5) bildet die Basis der Bauchhöhle, die schützend unsere inneren Organe umgibt. Über das Becken wird die Last der Wirbelsäule auf die Beine übertragen. Während der Schwangerschaft bietet es Raum für den Embryo – das ist auch der Grund, warum das weibliche Becken breiter gebaut ist als das männliche.

Der Beckenring setzt sich aus den beiden Hüftbeinen und dem Kreuzbein zusammen, das aus fünf miteinander verbundenen Wirbeln besteht. Die Hüftbeine gliedern sich in jeweils ein Darm-, Scham- und Sitzbein. Die beiden Schambeine sind durch die Schambeinfuge miteinander verbunden. Der Beckenausgang wird durch den aus mehreren Schichten bestehenden muskulären Beckenboden verschlossen. Dieser hat Öffnungen für Harnröhre, Scheide und After.

Stützfunktion für die inneren Organe

Auf dem Beckenboden lastet das Gewicht der Eingeweide des Bauchraums, er trägt somit relativ große Lasten. Seine Muskulatur ist gleichzeitig stabil und flexibel, da er als Verschluss des Beckenausgangs einerseits dem Druck von oben standhalten, andererseits aber ein Öffnen der Eingeweideausgänge ermöglichen muss. Ein Lockern der Beckenbodenmuskeln ist beispielsweise erforderlich, um die Entleerung von Blase und Dickdarm zu unterstützen. Eine verspannte Muskulatur ist einer der Gründe für Schwierigkeiten beim Stuhlgang. Fälschlicherweise wird bei solchen Beschwerden häufig versucht, durch starkes Pressen den Darm zu entleeren. Dadurch wird aber nicht nur die Beckenbodenmuskulatur übermäßig belastet, auch das weiche Gefäßpolster um den Enddarm herum wird strapaziert und geweitet – was wiederum die Entstehung von gestauten Hämorrhoiden begünstigt. Obwohl die Beckenbodenmuskulatur eine so wichtige Aufgabe hat, ist ihre Anatomie weitgehend unbekannt. Bis heute besteht eine große Scheu, über diesen Bereich des Körpers zu sprechen. Denn häufig werden bereits in der Kindheit die Ausscheidungs- und Geschlechtsorgane tabuisiert. Während man der Pflege von Gesicht und Oberkörper, Haut und Haaren viel Zeit widmet, wird der Bereich unterhalb des Bauchnabels meist schmählich vernachlässigt. Aufmerksamkeit widmet man ihm erst dann, wenn Beschwerden auftreten – über die meist lange nicht gesprochen wird, weil man sich ihrer schämt.

Wie die Muskulatur arbeitet

Jeder Muskel setzt sich aus vielen Muskelfasern zusammen, die in Bündeln angeordnet und von einer Bindegewebehülle umschlossen sind. Die Bindegewebehüllen gehen an den Enden der Muskeln in Sehnenfasern über, die zusammen die am Knochen festsitzende Sehne bilden. Diese ermöglicht die Übertragung einer Muskelbewegung auf das Skelett. Nach ihrer Form unterscheidet man spindelförmige, platte, gefiederte, kreisförmige oder ringförmige Muskeln. Weiterhin wird zwischen quer gestreifter und glatter Muskulatur differenziert. Die quer gestreifte Muskulatur – zu der auch die Beckenbodenmuskulatur gehört – kann willentlich gesteuert werden, während die Arbeit der glatten Muskulatur »unbewusst« abläuft.

Steuerung durch das Gehirn

Muskeln zeichnen sich dadurch aus, dass sie sich zusammenziehen und dehnen können, ähnlich wie ein Gummiband. Die Muskelarbeit wird über das Gehirn gesteuert. Jede Muskelfaser ist über Nervenbahnen mit dem Gehirn verbunden. Will man eine bestimmte Bewegung machen, sendet das Gehirn den Befehl als Impuls über die Nervenbahnen des Rückenmarks an den entsprechenden Muskel.

So hochkomplex das Meisterwerk Muskel auch ist – es bewegt sich nicht, bevor das Gehirn den Befehl dazu gegeben hat. Vom Absenden des Signals bis zur Ausführung der Bewegung vergehen nur Bruchteile von Sekunden.

Der wichtigste Nährstoff der Muskeln ist Glukose, die der Körper aus der Nahrung bzw. bei überdurchschnittlicher Belastung aus der Verbrennung von Muskelproteinen gewinnt. Die verbrauchten Energievorräte werden in der Ruhephase wieder aufgefüllt. Fehlbeanspruchungen der Muskulatur können Muskelverhärtungen und Krämpfe zur Folge haben. Muskeln brauchen regelmäßige Bewegung und eine ausgewogene Ernährung, um »in Form« zu bleiben.

Die unterstützende Rolle des Bindegewebes

Außer den verschiedenen Muskelgruppen, die im nächsten Kapitel beschrieben werden, sorgen das Beckenbindegewebe und so genannte Faszien für Halt im Beckenbodenbereich. Als Faszien bezeichnet man Muskelhüllen, die wenig dehnbar und aus gekreuzt verlaufenden Fasern und elastischen Netzen aufgebaut sind. Das Binde- und Stützgewebe findet sich überall im Körper. Es ist bei Frauen durch einen niedrigeren Anteil an dichten Fasern schwächer als bei Männern, so dass sie häufiger unter Beschwerden in diesem Bereich leiden.

Der Organismus verwendet das Bindegewebe auch als eine Art Zwischenlager für Stoffwechselschlacken, weswegen es bei jeder ganzheitlichen Therapie entgiftet werden sollte.

Der Beckenboden besteht aus drei Muskelschichten und ist so groß wie ein Handteller. Die längs und quer verlaufenden Muskelfasern bilden eine gitterartige Struktur und verdichten sich am Damm.

Die Muskelstruktur

Der Beckenboden besteht aus mehreren übereinander liegenden Muskelschichten. Die jeweiligen Muskelfasern verlaufen abwechselnd von vorne nach hinten und von rechts nach links – so entsteht eine tragfähige, gitterartige Struktur. Weil die einzelnen Muskelschichten unterschiedliche Funktionen haben, kann man sie auch wahrnehmen. Das ist zwar anfangs etwas schwierig, weil die Beckenbodenmuskeln tief im Körperinneren liegen und man sie weder sehen noch die Hand darauf legen kann. Die Mühe lohnt sich aber, denn wenn man erst einmal ein Gespür für die einzelnen Beckenbodenschichten entwickelt hat, kann man viel gezielter und effektiver damit arbeiten.

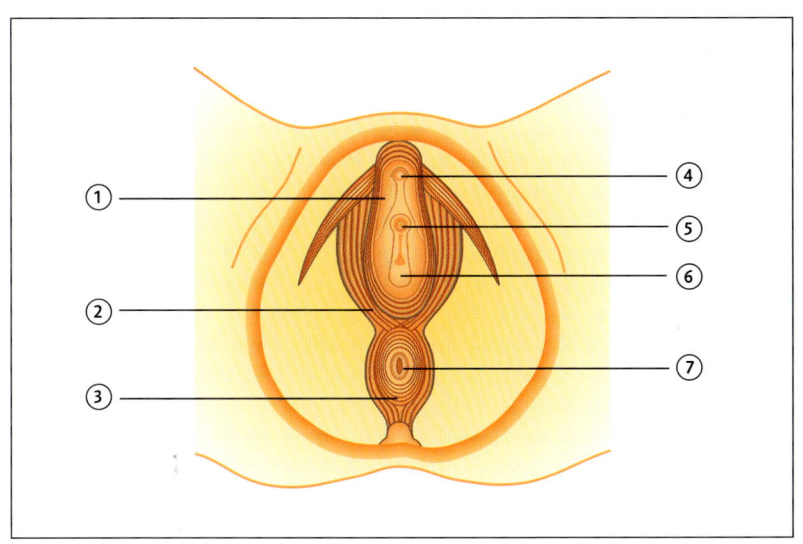

1 U-Muskel
2 Muskelhaltekreuz
3 Afterschließmuskel
4 Klitoris
5 Harnröhrenöffnung
6 Scheideneingang
7 After

Die äußere Beckenbodenschicht

Die äußere Schicht der dreiteiligen Beckenbodenmuskulatur liegt direkt unter der Hautoberfläche. Sie besteht aus drei Hauptmuskelsträngen, wobei der erste am Schambein entspringt, sich nach seiner Teilung zwischen Scheide und After kreuzt und bis zum Kreuzbeinende führt. Er hat die Form einer liegenden Acht, in deren vorderem Teil sich Harnröhrenöffnung, Klitoris und Scheide befinden; im hinteren liegt der After. Dieser verkreuzte Muskelstrang gibt den anderen Muskeln der äußeren Beckenbodenschicht Halt. Ein weiterer Muskelstrang verläuft vom Schambein aus wie eine U-förmige Schlinge um die Scheide herum. Er unterstützt zum einen die Funktion des Harnröhrenschließmuskels und hilft zum anderen mit, den Scheideneingang leicht geschlossen zu halten. Hinzu kommen die inneren und äußeren Ringmuskeln der Afterschließmuskulatur.

Um sich diesen Muskelbereich vertrauter zu machen, halten Sie ab und an beim Urinieren kurz den Harnstrahl an, oder ziehen Sie den Afterschließmuskel zusammen, und halten Sie auf diese Weise die Stuhlentleerung einen kurzen Moment zurück.

Die äußere Beckenbodenschicht hat ein besonderes Merkmal: Sie kann mit etwas Übung für sich allein angespannt werden. Die Oberschenkel-, Gesäß- und Bauchmuskeln bleiben dabei ganz locker.

1 quer laufende Muskelplatte
2 quer laufender Muskelstrang
3 Harnröhre
4 Scheide
5 After

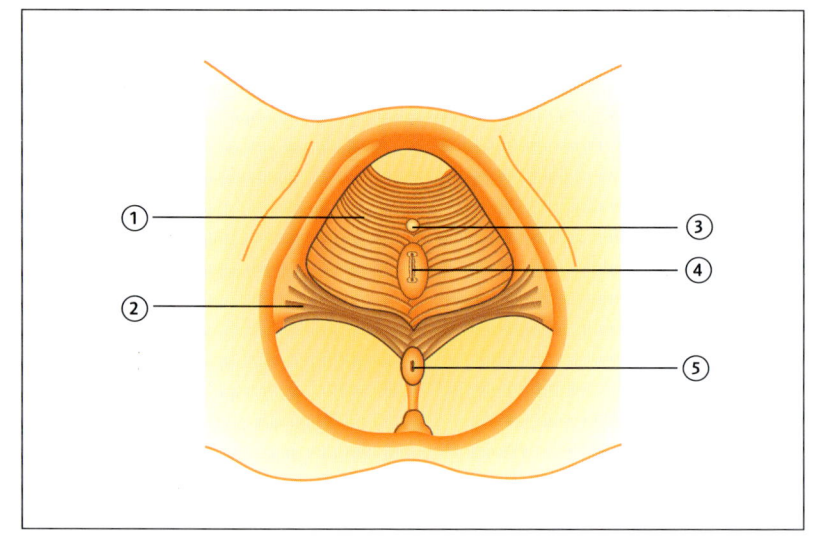

Die mittlere Beckenbodenschicht

Husten oder niesen Sie mit geradem Rücken. Dabei spannt sich der Beckenboden reflexartig an. Stellen Sie sich vor, diese Spannung würde sich sternförmig ausdehnen. Wenn Sie nun die Finger auf die Hüftgelenke legen, müssten Sie einen leichten Zug spüren – ein Zeichen dafür, dass die mittlere Beckenbodenschicht aktiviert ist.

Die mittlere Schicht der Beckenbodenmuskulatur besteht aus quer laufender Muskulatur, die sich von der rechten zur linken Innenseite des knöchernen Beckens ausdehnt. Ein Teil dieser Muskulatur verbindet die beiden Knochen des Sitzbeins miteinander. Sie stabilisiert einerseits das Becken, zum anderen ist sie für die Statik der Wirbelsäule von großer Bedeutung, indem sie – zusammen mit der inneren Beckenbodenschicht – die beiden Sitzbeinknochen im Lot hält. Bei Frauen ist dieser Teil der Muskulatur relativ schwach ausgeprägt, da sonst ein Durchtritt des Kindes unmöglich wäre. Das bedeutet aber auch, dass Druck aus dem Bauchraum stark nach unten weitergeleitet wird.
Um diese Schicht durch Muskelübungen besser kennen zu lernen, brauchen Sie Geduld. Setzen Sie sich auf einen Hocker, legen Sie die Hände kurz unter die Sitzbeinhöcker, und verlagern Sie dann das Gewicht von einem Sitzbeinknochen auf den anderen. Legen Sie die Hände auf die Oberschenkel, und versuchen Sie, die äußere und die mittlere Beckenbodenschicht so anzuspannen, dass sie sich in der Mitte zusammenzieht und damit die Sitzbeinhöcker näher aneinander führt.

Die innere Beckenbodenschicht

Die äußerst komplexe innere Schicht der Beckenbodenmuskulatur besteht aus einer fächerförmigen Muskelplatte und aus zwei Muskelpaaren. Der fächerförmige Muskel ist an den Innenseiten des kleinen Beckens (siehe Seite 5) auf der Höhe des Oberschenkelgelenks befestigt und bündelt sich zum Steißbein hin. Die beiden Muskelpaare entspringen ebenfalls der Innenseite des kleinen Beckens und enden an den Oberschenkelknochen.

Die innere Muskelschicht trägt dazu bei, das Becken und den Rücken aufrecht zu halten. Sie hat eine zentrale Funktion im Zusammenspiel von Becken-, Oberschenkel- und Gesäßmuskulatur sowie Sitzknochen und Hüftgelenken. Eine An- oder Entspannung der inneren Beckenbodenmuskulatur wirkt sich auch entsprechend auf den Zustand der übrigen Muskulatur im Körper aus.

Sie können einen Teil dieser Muskulatur spüren, wenn Sie die nebenstehende Übung für die mittlere Beckenbodenschicht durchführen und durch Muskelanspannung die Sitzbeinhöcker zusammenschieben. Je mehr Sie die Beckenbodenmuskeln trainieren, desto eher werden Sie ein Gefühl für den richtigen Muskeltonus bekommen.

Die innere Beckenbodenschicht strafft die Basis der Gesäßmuskulatur und zieht die Hüftgelenke zusammen. Stellen Sie sich einmal vor einen Spiegel, und spannen Sie die Beckenbodenmuskulatur fest an: Sie werden feststellen, dass Ihre Hüften sich sichtlich verschmälern.

1 fächerförmige Muskelplatte
2 Harnröhre
3 Scheide
4 After

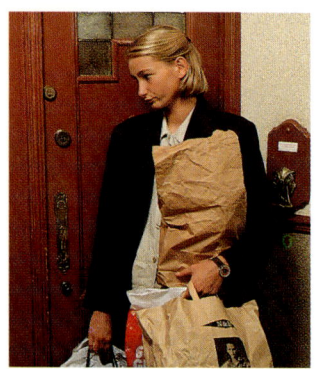

Falsche Bewegungsabläufe können den Beckenboden belasten. Das lässt sich ohne großen Aufwand vermeiden – wenn man nur weiß, wie.

Beckenbodenbeschwerden treten meist als Folge von Schwangerschaft und Geburt auf. Aber auch Haltungsfehler, Bewegungsmangel und länger andauernde seelische Belastung können die Ursache sein.

Hilfe bei Beckenboden- problemen

Auf der Beckenbodenmuskulatur lastet das Gewicht der Eingeweide des Bauchraums. Sie sollte daher – genau wie jede andere Muskulatur im Körper – regelmäßig trainiert werden. Bei Frauen, die gerne noch Kinder bekommen möchten, sollte die Beckenbodenmuskulatur allerdings auch nicht zu kräftig sein, denn das könnte die Entbindung erschweren. Frauen haben in der Regel eine weniger kräftige Beckenbodenmuskulatur als Männer und sind u. a. aus diesem Grund häufiger von Beschwerden wie Harnträufeln oder -inkontinenz betroffen. Ihre Blase liegt genau unterhalb der Gebärmutter. Die Unterleibsorgane sind an Bändern befestigt und von Bindegewebe umgeben. Sind diese Bänder und die Beckenbodenmuskulatur infolge von Schwangerschaften, zu schwerer körperlicher Arbeit oder auch aufgrund einer angeborenen Bindegewebsschwäche erschlafft, so kann sich die Gebärmutter auf die Blase senken oder sie zur Seite schieben. Der Druck setzt sich auf die Harnröhre fort oder knickt sie im schlimmsten Fall sogar ab. Weil Blase und Harnröhre einem Dauerreiz ausgesetzt sind, kommt es zu ständigem Harndrang, der normalerweise nur bei gefüllter Blase entsteht. Der Blasenschließmuskel kann nicht mehr richtig arbeiten, und der Harn geht unwillkürlich ab.

Beschwerden und ihre Ursachen

Zahlreiche Faktoren können eine Überlastung und Schwächung der Beckenbodenmuskulatur und des Bindegewebes verursachen:
▶ Entbindungen, bei denen das Scheidengewebe und die Muskulatur im kleinen Becken stark beansprucht und überdehnt wurden
▶ Verletzungen und Vernarbungen der Muskulatur durch Dammschnitte oder -risse bei Entbindungen

▶ Erschlaffung des Bindegewebes und der Beckenbodenmuskulatur in den Wechseljahren durch nachlassende Östrogenproduktion
▶ Falsche Körperhaltung aufgrund eines Hohlkreuzes; die Beckenorgane werden dadurch nach vorne und unten gekippt und lasten stärker auf dem Beckenboden
▶ Angeborene Bindegewebsschwäche
▶ Allgemein schlechter Muskeltonus durch mangelnde Bewegung und Durchblutung
▶ Nicht körpergerechtes Stehen und Sitzen
▶ Verminderung der Lungenzugwirkung auf den Unterbauch durch schwache Atmung
▶ Schwere körperliche Arbeit in Haushalt und Beruf
▶ Chronischer, tief sitzender Husten
▶ Übergewicht
▶ Schlechte Ernährung (zu fett, zu süß, zu viele Reizstoffe)
▶ Chronische Verstopfung, die ein starkes Pressen bei der Stuhlentleerung erfordert
▶ Großer seelischer Druck über einen längeren Zeitraum und Dauerbelastungssituationen

Körperliche und seelische Symptome

In der Regel zeigen sich bei Beckenbodenproblemen die folgenden körperlichen Symptome:
▶ Unwillkürlicher Harnabgang beim Niesen, Husten, Treppensteigen, Tragen und Springen
▶ Ständiger Harndrang, auch bei schwach gefüllter Blase
▶ Starkes nach unten gerichtetes Druckgefühl
▶ Durch starken Innendruck der Bauchorgane ausgelöster Vorfall der Scheidenmuskulatur oder der Gebärmutter
▶ Im fortgeschrittenen Alter unter Umständen ernsthafte Komplikationen wie z. B. Stuhlinkontinenz durch Mastdarmvorfall
Seelische Symptome können sein:
▶ Allgemeines Gefühl von Schwäche und übersteigertes Anlehnungsbedürfnis, hervorgerufen durch einen schwachen Muskeltonus der

Nicht nur Inkontinenz und Schmerzen beim Geschlechtsverkehr, auch Kopfschmerzen und Verspannungen im Rücken- und Nackenbereich können Zeichen für eine Beckenbodenschwäche sein.

Rücken-, Bauch- und Beckenbodenmuskulatur, d. h. durch ein Gefühl von fehlendem Halt

▶ Mangelndes Lustgefühl beim Geschlechtsverkehr, weil die Scheidenwandmuskulatur ebenso wie die Beckenbodenmuskulatur überdehnt und schlaff ist

Warnsignale des Körpers ernst nehmen

Es ist sehr wichtig, die oben geschilderten Beschwerden nicht zu verdrängen. Harninkontinenz beispielsweise kann zwar durch eine relativ harmlose Schwächung der Beckenbodenmuskulatur verursacht werden, trotzdem sollte unbedingt abgeklärt werden, ob nicht eine schwerer wiegende Ursache vorliegt. So könnte die Blasenschwäche auch auf eine Erkrankung der Blasennerven zurückgehen. Die Blasenmuskulatur zieht sich dabei ständig zusammen und übt einen derart hohen Druck auf die Schließmuskeln aus, dass diese nicht mehr standhalten können. Eine Schädigung der Nerven im Rückenmarksbereich sollte ebenfalls ausgeschlossen werden.

Eine vaginale Untersuchung gibt meist schon erste Aufschlüsse über den Zustand der Muskulatur. Getestet wird dabei, wie lange und wie fest die Beckenbodenmuskulatur angespannt werden kann. Außerdem kann der Gynäkologe eine Gebärmutter- und Blasensenkung sehr gut ertasten. Mit Spezialuntersuchungen lässt sich die Beckenbodenmuskulatur auch ganz genau darstellen.

Tipps bei Blasenproblemen

▶ Verzichten Sie auf Kaffee, Tee und Alkohol.

▶ Trinken Sie keine zu großen Mengen Flüssigkeit am Abend.

▶ Halten Sie den Harndrang nicht allzu lange zurück, auch wenn es Ihnen lästig sein sollte.

▶ Versuchen Sie, seelischen Belastungen auf die Spur zu kommen und sie durch gezielte Entspannungstechniken abzubauen.

▶ Vermeiden Sie schweres Heben und Tragen.

▶ Meiden Sie Sportarten, die den Beckenboden stark belasten.

Beckenbodenprobleme werden oft ignoriert oder aus Scham totgeschwiegen. Dieser Mangel an Bewusstsein verhindert rechtzeitige Maßnahmen zur Korrektur. Hören Sie auf Ihren Körper, und lernen Sie, sich selbst etwas Gutes zu tun.

▶ Krafttraining – und ganz besonders das Training mit Gewichten – kann die Beschwerden noch verstärken. Extreme Bauchmuskelübungen erhöhen beispielsweise den Druck auf den Beckenboden.

▶ Schuhe mit hohen Absätzen kippen das Becken wie bei einem starken Hohlkreuz nach vorne und tragen so zu einer übermäßigen Belastung des Beckenbodens bei. Wer nur ab und zu hohe Schuhe trägt, wird damit sicherlich keine Probleme haben. Wichtig ist nur, dass diese Haltung nicht zum Dauerzustand wird.

Behandlungsmöglichkeiten bei Inkontinenz

Treten die Beschwerden während der Wechseljahre, also in einer Phase der hormonellen Umstellung auf, wird häufig die Einnahme von Östrogenen empfohlen. Zusätzlich werden meist muskelentspannende Mittel verordnet, die helfen sollen, die überreizte Blasenmuskulatur zu beruhigen. Diese Mittel entspannen allerdings auch den Blasenschließmuskel, so dass sie oft nicht den gewünschten Erfolg bringen. Scheidenpessare sind Schalen oder Ringe, die in die Scheide eingelegt werden, um einen Gebärmuttervorfall zu verhindern. Da diese Fremdkörper in der Scheide sicher von keiner Frau als angenehm empfunden werden, sollte man vorher alle anderen Möglichkeiten ausloten.

Der nächste Schritt, der häufig angeraten wird, wenn die Beschwerden massiver werden, ist ein operativer Eingriff. Dabei werden gewöhnlich von der Scheide her oder durch einen Bauchschnitt die Muskeln des Beckenbodens und die Haltebänder gestrafft bzw. verkürzt und die Harnröhre – falls notwendig – wieder aufgerichtet. Solche Maßnahmen sollten aber erst nach reiflicher Überlegung ergriffen werden, da sie zum einen – wie jede Operation – Risiken beinhalten, zum anderen keine nachhaltige Besserung versprechen, da die Ursachen nicht behoben werden. Der operative Eingriff ist allerdings meistens unumgänglich, wenn die Scheidenwände oder die Gebärmutter aus dem Scheideneingang heraustreten. Denn in solchen Fällen kann es zu einer kaum mehr kontrollierbaren Urin- und Stuhlinkontinenz kommen. Häufig geschieht dies bei Frauen, die es nicht gewöhnt sind, sich und ihre Beschwerden wirklich wichtig zu nehmen.

Frauen leiden ungefähr dreimal so häufig an Blasenschwäche wie Männer. Ihr Blasenschließmuskel verliert besonders während der Wechseljahre an Kraft. Aber auch viele jüngere Frauen sind nach einer Entbindung von Inkontinenz betroffen.

Gymnastik und begleitende Maßnahmen

Die Festigung der Muskulatur und die Verbesserung der Durchblutung des Bindegewebes durch Beckenbodentraining (siehe Seite 40ff.) sollten in jedem Fall das Mittel der ersten Wahl sein. Zur Vorbeugung und Unterstützung der Therapie eignen sich weiterhin:

▶ Muskelwahrnehmungsübungen, Steigerung des Bewusstseins für Spannung und Entspannung

▶ Töne und Farben aus der Chakralehre

▶ Naturheilkundliche Anwendungen (Bäder, Heiltees und Homöopathie)

▶ Fußreflexzonenmassage an bestimmten, mit dem Beckenbodenbereich verbundenen Punkten

▶ Vitamin- und mineralstoffreiche Ernährung

▶ Atem- und Visualisierungsübungen in Verbindung mit viel Bewegung

Trainieren Sie Ihren Beckenboden durch gymnastische Übungen: Je früher Sie damit anfangen, desto geringer ist die Wahrscheinlichkeit, dass Sie eines Tages Bekanntschaft mit dem Problem Inkontinenz machen.

Heilbäder und -tees

Reibesitzbad nach Louis Kuhne

Das Reibesitzbad fördert die Durchblutung des gesamten Unterleibs, wodurch vermehrt Nährstoffe herbei transportiert werden, die das erschlaffte Bindegewebe wieder straffen können.

▶ Stellen Sie einen niedrigen Hocker oder eine Fußbank in die Badewanne. Füllen Sie die Wanne so weit mit 10 bis 15 °C kaltem Wasser, bis es knapp unter die Sitzfläche des Hockers reicht.

▶ Setzen Sie sich nun auf den Hocker, und legen Sie die Beine auf den Badewannenrand oder auf einen zweiten Hocker. Wichtig ist, dass die Füße und Beine nicht mit Wasser benetzt werden, und dass der Oberkörper warm bleibt.

▶ Tauchen Sie nun ein grobes Handtuch in das kalte Wasser, und reiben Sie – je nach Verträglichkeit sanfter oder kräftiger – den Beckenbodenbereich damit ab. Das Handtuch sollte immer ausreichend nass sein, denn es geht in erster Linie um die heilende Reizwirkung des Wassers. Das Reibesitzbad sollte 10 bis 20 Minuten lang dauern.

Zinnkrautbad

Zinnkraut hat sich bei der Behandlung der Harnorgane und des Binde-gewebes bestens bewährt. Es enthält viel Kieselsäure, die schlaffes Bindegewebe wieder strafft und festigt.

▶ 2 gehäufte Teelöffel Zinnkraut mit 2 Tassen Wasser in einen Topf geben und kurz aufkochen lassen. Dann 10 bis 15 Minuten bei geschlossenem Deckel ziehen lassen. Die Mengenangaben sind für ein Sitzbad gedacht, für ein Vollbad müssen sie verdoppelt werden.

▶ Die Kräuter abseihen und die Flüssigkeit ins Badewasser geben. Die Wassertemperatur sollte zwischen 35 und 38 °C liegen.

Tipp Empfehlenswert sind auch Sitzbäder mit Eichenrinde oder Schafgarbe. Dazu bereitet man wie oben beschrieben einen Absud aus diesen Kräutern zu und gibt ihn ins Badewasser.

Teekuren

▶ Nach Wahl 1 Teelöffel Zinnkraut oder Schafgarbe mit 1 Tasse kaltem Wasser übergießen und kurz aufkochen. Den Tee 10 Minuten ziehen lassen, dann abseihen.

▶ Über einen Zeitraum von 6 Wochen täglich 2 bis 3 Tassen ungesüßten Tee trinken.

Achtung Die Schafgarbe gehört zu den Heilkräutern, die bei manchen Menschen Allergien auslösen können.

Salbeitee nach Hildegard von Bingen

Die Pionierin der Naturheilkunde Hildegard von Bingen setzte bei Blasenschwäche Salbeitee ein. Heute werden Salbeitees, -tinkturen und -tabletten auch häufig bei Wechseljahrebeschwerden verordnet.

▶ 1 Esslöffel Salbeiblätter mit 1 Tasse kochendem Wasser aufgießen und 10 Minuten lang zugedeckt ziehen lassen, dann abseihen.

▶ Über einen längeren Zeitraum täglich 1 bis 2 Tassen Tee trinken.

Achtung Während der Schwangerschaft ist von Salbeitee oder anderen Rezepturen mit Salbei abzuraten.

Zur unterstützenden Therapie bei Blasenschwäche hat sich eine Kur mit Kürbiskernkapseln bewährt: Nehmen Sie 3-mal täglich vor den Mahlzeiten 3 bis 5 Kapseln mit etwas Flüssigkeit ein.

Fertige Teemischungen

▶ Bewährt haben sich bei der Behandlung von Blasenschwäche auch Teemischungen aus Frauenmantel, Hopfen, Weidenröschen, Heidekraut und Johanniskraut, die in der Apotheke erhältlich sind.
▶ Täglich 2 oder 3 Tassen davon trinken; nach spätestens 6 Wochen eine Pause einlegen.

Vor mehr als 100 Jahren entwickelte der Arzt Wilhelm Heinrich Schüßler eine besondere Therapie auf der Basis von zwölf mineralischen Salzen. Sie erfreut sich großer Beliebtheit, weil sie auch von medizinischen Laien problemlos angewendet werden kann.

Naturheilkundliche Hausapotheke

Schüßler-Salze

▶ *Calcium fluoratum D6 oder D12:* Kalziumfluorid findet sich im Zahnschmelz, in den Knochen und in den Oberhautzellen, vor allem dort, wo elastisches Gewebe vorkommt. Es wirkt Haltungsschwächen, Gewebs- und Drüsenverhärtungen entgegen und verhindert ein vorzeitiges Altern der Haut.
▶ *Magnesium phosphoricum D6 oder D12:* Das im Organismus befindliche Magnesiumphosphat verteilt sich etwa zur Hälfte auf das Skelett und zu einem Drittel auf das Muskelsystem, der Rest ist in Nerven, Gehirn, Rückenmark, roten Blutkörperchen, Leber und Schilddrüse enthalten. Es wirkt entspannend bei Muskelkrämpfen.
▶ *Natrium phosphoricum D6 oder D12:* Natriumphosphat ist in den Gehirnzellen, Nerven, Muskeln, roten Blutkörperchen und vor allem im Bindegewebe enthalten. Es trägt dazu bei, dass die Harnsäure über die Nieren ausgeschieden werden kann und der Organismus nicht übersäuert wird.
▶ *Silicea D6 oder D12:* Kieselsäure ist ein Bestandteil des Bindegewebes. Sie ist unentbehrlich für den Aufbau der Haut und Schleimhäute, der Nägel, Haare und Knochen. Sie steigert die Widerstandsfähigkeit und die mechanische Festigkeit des Gewebes. Kieselsäure regt darüber hinaus die Kollagenbildung an und stärkt das Immunsystem.
▶ In der Regel empfiehlt sich für alle Schüßler-Salze die Einnahme von 3 bis 5 Tabletten pro Tag.

Präparate mit Wirkung auf den Hormonhaushalt

Es gibt zwar keine »pflanzlichen Hormone«, dafür aber homöopathische oder pflanzliche Präparate, die auf die Hormonproduktion des Körpers einwirken. Diese Mittel sind vor allem dann Erfolg versprechend, wenn die Beschwerden noch nicht sehr stark ausgeprägt sind. Man sollte die Anwendung jedoch unbedingt mit einem Arzt absprechen und sich nicht selbst therapieren.

▶ *Aletris oligoplex:* Dieses homöopathische Kombipräparat hat sich bei leichten bis mittelschweren Formen von Blasenschwäche bewährt. Es ist in Form von Ampullen und Tropfen erhältlich.

▶ *Aletris farinosa D2 und Lilium tigrinum D3:* Diese Monopräparate werden ebenfalls bei Blasenschwäche empfohlen.

▶ *Sepia D3 oder D6:* Dieses Monopräparat leistet bei Senkungsbeschwerden der Beckenorgane gute Dienste – vor allem dann, wenn die Beschwerden in den Wechseljahren auftreten.

▶ *Kieselerde:* Sie ist in Tabletten- oder Pulverform erhältlich und wird zur Festigung des Bindegewebes empfohlen.

▶ *Matrigen II und Splenetik:* Diese Präparate enthalten gewebestärkende Substanzen, die auf 500 Jahre alte Rezepturen des Arztes Theophrastus Bombastus von Hohenheim, genannt Paracelsus, zurückgehen.

Bach-Blüten

In seinem 1931 erschienenen Buch »Heile dich selbst« ermuntert der englische Arzt Edward Bach seine Leser, sich mutig und selbstverantwortlich mit ihren Problemen auseinanderzusetzen. Er folgt damit dem Beispiel des berühmten Arztes und Naturforschers Paracelsus, der immer wieder auf die Notwendigkeit hinwies, einen »inneren Heiler« zu entwickeln. Die Bach-Blüten haben sich in diesem Zusammenhang nicht nur bei der Behandlung seelischer Probleme, sondern auch als Begleittherapie bei körperlichen Beschwerden bestens bewährt.

Beckenbodenprobleme und die damit verbundenen Senkungsbeschwerden innerer Organe haben durchaus auch eine seelische Komponente. Die Mehrfachbelastung mancher Frauen in Haushalt und

Die Bach-Blütentherapie ist ein ganzheitliches Heilverfahren, das im psychosomatischen Bereich der Veränderung von negativen seelischen Zuständen dient und bei Krankheiten unterstützend zur Besserung des Allgemeinbefindens eingesetzt wird.

Beruf trägt ebenso dazu bei wie der subjektive Eindruck, in sich selbst keinen Halt zu finden. Auch das grundsätzliche Gefühl von Schwäche und mangelnder Lebenskraft mindert den Muskeltonus. Die folgenden Bach-Blüten können hier wertvolle Hilfe leisten.

Centaury (Tausendgüldenkraut)

Der Centaury-Typ ist nachgiebig, hat einen schwach ausgeprägten Willen und kann schlecht nein sagen. Er zeigt häufig ein unterwürfiges Verhalten und hat nur vage Vorstellungen von den eigenen Zielen. Die Blüte Centaury hilft diesen Personen, ihr Selbstwertgefühl zu steigern und die eigenen Bedürfnisse besser wahrzunehmen.

Clematis (Gemeine Waldrebe)

Menschen, die Clematis brauchen, neigen zu Tagträumen, haben nur wenig Interesse an der Gegenwart und verlieren sich in Zukunftsvisionen. Die Blüte Clematis verhilft ihnen dazu, mehr Eigenverantwortung zu übernehmen. Dazu gehört, dass sie ihrem Leben mehr Struktur geben, um konkrete Lebenssituationen besser zu meistern.

Elm (Ulme)

Elm-Typen leiden schnell unter dem Gefühl, überfordert zu sein, und glauben dann, anstehenden Aufgaben nicht gerecht werden zu können. Häufig führt dies zu Verzagtheit und Mutlosigkeit. Die Blütenessenz Elm hilft dabei, Aufgaben zu bewältigen, die zunächst unlösbar erscheinen. Sie verleiht die innere Festigkeit, überhöhte Ansprüche, die von der Außenwelt an einen herangetragen werden, abzuwehren.

Oak (Eiche)

Der Oak-Typ tendiert dazu, sich zu überfordern; er gönnt sich keine Erholungsphasen und überschätzt die eigenen Kräfte. Dabei verfügt er über ein hohes Maß an Pflichtbewusstsein und stellt hohe Anforderungen an sich selbst. Mit Unterstützung der Blütenessenz Oak kann man lernen, sich von übertriebenen Leistungszwängen zu lösen. Oak hilft, den Einsatz der eigenen Energien zu kontrollieren und verhindert, dass man sich völlig verausgabt.

Auf der Suche nach der heilenden Blüte muss sich jeder Einzelne über seine eigentliche Aufgabe im Leben sowie seine momentanen charakterlichen Schwächen und Fehler klar werden. Ob Sie die geeignete Essenz nach der Blütencharakteristik oder eher intuitiv auswählen, bleibt Ihnen überlassen.

Olive

Der negative Olive-Zustand ist durch körperliche und seelische Erschöpfung gekennzeichnet. Er stellt sich häufig nach langen kräftezehrenden Aufbauphasen im Beruf, länger andauernden privaten Auseinandersetzungen und schweren Krankheiten ein. Die Blütenessenz Olive bringt die Lebenskraft wieder zum Fließen und verhilft dazu, sich besser abgrenzen und schützen zu können.

Reflexzonentherapie

Die Reflexologie beruht auf der Annahme, dass sich überall in unserem Körper Reflexzonen und -punkte befinden, die in wechselseitiger Verbindung stehen und aufeinander reagieren. Auch die Beckenbodenmuskulatur hat bestimmte Reflexpunkte. Im Gesichts-, Hals- und Unterkieferbereich lassen sich die Verbindungen zum Beckenboden besonders gut spüren. So hat beispielsweise der U-förmige Muskel der äußeren Beckenbodenschicht (siehe Seite 9) einen Bezug zur Stirn. Ist

Bei der Reflexzonentherapie werden bestimmte Druckpunkte der Hautoberfläche massiert, um Verspannung und Schmerzen zu lindern bzw. um Einfluss auf bestimmte Organerkrankungen zu nehmen. Zugrunde liegt die Annahme, dass bestimmte Hautareale in Verbindung zu den inneren Körperorganen stehen.

Reflexzonenmassage

▶ Die Reflexzonentherapie stützt sich auf die Überlegung, dass sämtliche Organe unseres Körpers auf den Füßen abgebildet sind. Die Reflexzonen am Fuß sind spiegelbildlich zu unseren Organen angelegt.

▶ Bei der Reflexzonenmassage werden durch eine gezielte Stimulation dieser Zonen die entsprechenden Körperregionen positiv beeinflusst. Durch sanfte Massage kann man bestimmte Körperbereiche harmonisieren. Als besonders wohltuend wird die Massage des Wirbelsäulen- und Beckenbereichs empfunden.

▶ Sie können dies selbst nachprüfen, indem Sie die Unterkiefermuskulatur und die Zunge stark anspannen und dabei die Beziehung zur Beckenbodenmuskulatur wahrnehmen.

▶ Umgekehrt werden Sie merken, dass Sie bei den Beckenbodenübungen am Anfang unbewusst die Halssehnen sowie die Zungen- und Unterkiefermuskulatur mit anspannen.

Die Fußreflexzonen besitzen Energiefelder, die eine direkte Verbindung zu den entsprechenden Körperorganen aufweisen, und man kann deshalb durch Abtasten der verschiedenen Hautareale des Fußes eine Organdiagnose durchführen.

die Blase sehr stark angespannt, fühlt man die Anspannung auch in der Stirn. Verspannungen der Unterkiefermuskulatur gehen mit einer verspannten Beckenmuskulatur einher. Der kräftige Zungenmuskel hat eine Verbindung zur Scheiden- und Beckenbodenmuskulatur.

So findet man die richtigen Fußreflexzonen

Die Reflexzonen der einzelnen Abschnitte der Wirbelsäule befinden sich jeweils auf der Innenseite beider Füße: die der Halswirbelsäule liegt an der Innenseite des zweiten Großzehenglieds, gleich darunter liegt die des Nackens. Die Brustwirbelsäule wird entlang des Mittelfußknochens reflektiert, die Lendenwirbelsäule reicht bis zum Innenknöchel. Daran schließen sich Kreuzbein und Steißbein an.
Die Reflexzonen der Beckenregion liegen über den Fußwurzelknochen und den Knöcheln. Die Reflexzonen der Muskeln dieser Region befinden sich auf dem Fußrücken, an der Außenseite des Fußes im Bereich der Ferse. Harnleiter und -blase spiegeln sich an der Fußinnenseite wieder, in der Nähe des unteren Bereichs der Lendenwirbelsäulenreflexzone. Die Reflexzonen der Harnleiter bilden auf der Fußsohle eine Verbindung zwischen Niere und Blase.

11 Halswirbelsäule
17 Brustwirbelsäule
23 Lendenwirbelsäule
25 Harnleiter
26 Kreuzbein
28 Steißbein
29 Rektum, After
30 Beckenraum (Bezugszone)
31 Beckenraum
48 Bauchdecke
49 Gallenblase
57 Harnblase
60 Uterus, Prostata, Hoden
61 Gesäßmuskulatur

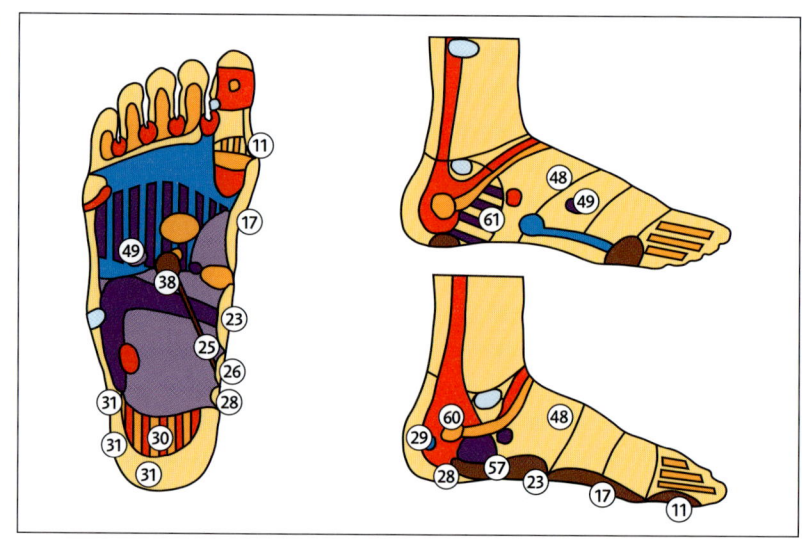

Ausgewogene Ernährung

In der Erfahrungsheilkunde kommt der Ernährung große Bedeutung für das Wohlbefinden des Menschen zu. »Eure Nahrungsmittel sollen eure Heilmittel sein« lautet ein wichtiger Leitsatz der Naturmediziner. Eine vollwertige Ernährung dient vor allem der Vorbeugung, kann aber auch im Krankheitsfall eine wertvolle Hilfe sein.

Die Basis einer gesunden Ernährung sind Mäßigung und Ausgewogenheit. Reizstoffe, wie sie in Kaffee, schwarzem Tee oder Alkohol enthalten sind, sollte man nur in Mengen zu sich nehmen, die der Körper ohne große Anstrengung verarbeiten kann. Wer bereits an Symptomen wie Blasenschwäche leidet, sollte ganz darauf verzichten.

Pflanzliche Stoffe sollten den Hauptanteil der Nahrung ausmachen. Weiterhin ist auf eine ausreichende Zufuhr an Eiweiß zu achten, das lebenswichtige Aminosäuren enthält. Der Organismus kann einige der benötigten Aminosäuren selbst herstellen, andere müssen regelmäßig mit der Nahrung zugeführt werden. Lebensmittel, die besonders hochwertige Eiweiße enthalten, sind Eier, Kartoffeln, Fleisch, Milch und Milchprodukte, Soja, Reis, Bohnen, Weizenmehl und Fisch.

Vitamine und Mineralstoffe

Die Notwendigkeit einer ausreichenden Versorgung mit Vitaminen und Mineralstoffen wird durch neueste Erkenntnisse im Bereich der so genannten orthomolekularen Medizin bestätigt. Nachfolgend sind einige Vitamine und Mineralien aufgeführt, die vor allem für die Muskulatur, aber auch für das Binde- und Stützgewebe von Bedeutung sind. Es ist ratsam, Vitamine und Mineralstoffe hauptsächlich in natürlicher Form zu sich zu nehmen.

Vitamin A

Vitamin A ist am Eiweißstoffwechsel beteiligt. Es spielt eine wichtige Rolle bei der Bildung und Erhaltung von Haut, Haaren, Zähnen und Knochen. Reines Vitamin A findet sich nur in tierischen Nahrungsmitteln wie Innereien, Fisch, Eiern, Butter und Käse. Eine Vorstufe, aus der

Ernährung kann zum Teil die Hausapotheke und sogar den Arzt ersetzen. Die moderne Stoffwechselforschung eröffnet die verheißungsvolle Perspektive, durch gezielte Zufuhr bestimmter Biostoffe für Gesundheit und Wohlbefinden zu sorgen.

Das in Sojabohnen enthaltene Eiweiß spielt eine wichtige Rolle für den Muskelstoffwechsel. Wenn die Muskeln genügend Eiweiß bekommen, wird der Körper dynamischer und leistungsfähiger.

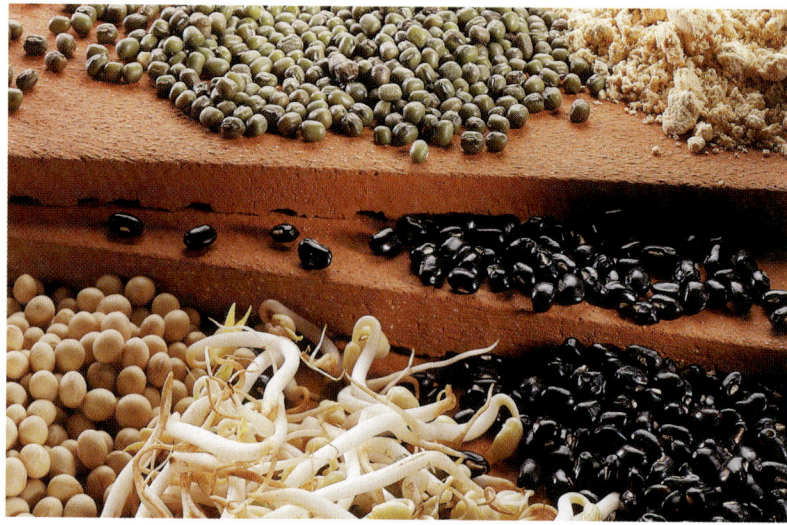

der Körper selbst Vitamin A aufbauen kann, stellt das Beta-Karotin dar. Es ist vor allem in Möhren, Aprikosen, Pfirsichen, Mangos, Grünkohl, Paprikaschoten, Spinat, Feldsalat und Brokkoli enthalten.

Vitamine erwecken den Stoffwechsel zum Leben, sie machen frisch und vital. Mit Ausnahme von Vitamin B12 werden sie über das Blut und den Urin aus dem Körper ausgeschwemmt und müssen deshalb täglich ersetzt werden.

Vitamin B1

Vitamin B1 spielt eine wesentliche Rolle im Muskelstoffwechsel und ist darüber hinaus wichtig für Herz, Leber, Nerven und Gehirn. Enthalten ist es in allen Vollkornprodukten, in Hefe, Sojabohnen, Hülsenfrüchten, Nüssen, Milch, Eiern, Spargel, Fenchel und Artischocken.

Vitamin C

Vitamin C trägt zur Gesunderhaltung der Zähne und des Zahnfleischs bei. Es unterstützt das Knochenwachstum, den Zellstoffwechsel, die Blutbildung und die Funktion der Nebennierenrinden. Vitamin C ist auch an der Bildung von Kollagen beteiligt, dem Hauptbestandteil des Bindegewebes. Außerdem begünstigt es Heilungsprozesse und stärkt das Immunsystem. Besonders Vitamin-C-reiche Nahrungsmittel sind Zitrusfrüchte, Sanddornbeeren, Hagebutten, Petersilie, Meerrettich, Kresse, Papayas, Kiwis, Schwarze Johannisbeeren, Tomaten, Brokkoli, Paprikaschoten, Kartoffeln und Sauerkraut.

Vitamin E

Vitamin E ist ebenso wie Vitamin A fettlöslich und sollte daher stets mit fetthaltigen Nahrungsmitteln kombiniert werden. Es ist am Aufbau der Muskeln und Nervenzellen beteiligt, unterstützt die Blutbildung und verlangsamt den Alterungsprozess der Zellen. Zu den besten Vitamin-E-Lieferanten gehören Milch, Eigelb, Getreidekeime, Samen, Nüsse, Sojabohnen, Hülsenfrüchte, Weizenkeimöl, Roggenvollkornmehl, Avocados und Brunnenkresse.

Pantothensäure

Pantothensäure spielt eine wichtige Rolle im Stoffwechsel. Sie wirkt bei der Bildung von Hormonen, Cholesterin und Fettsäuren mit. Die Stützgewebe des Körpers, Bindegewebe und Knorpel, werden mit Hilfe der Pantothensäure gebildet. Sie ist reichlich enthalten in Hefe, Vollkornprodukten, Kleie, grünem Blattgemüse, Hülsenfrüchten, Eiern, Wassermelonen, Steinpilzen, Scholle und Rinderleber.

Kalium

Kalium ist für die Funktion der Nerven und Muskeln von Bedeutung. Ein Kaliummangel kann sich in Verdauungsstörungen, Muskelschwäche, Muskelkrämpfen, Leistungsverlust und Herzrhythmusstörungen äußern. Besonders kaliumreiche Nahrungsmittel sind Aprikosen, Bananen, Birnen, Orangen, Pfirsiche, Sojabohnen, Hülsenfrüchte, Kartoffeln, Avocados, Spinat, Möhren, Rote Bete, Milch, Käse, Fisch, Getreidekeimlinge und ungeschwefelte Trockenfrüchte.

Kalzium

Kalzium ist für den Aufbau und die Gesunderhaltung von Knochen, Zähnen, Muskeln und Nerven unentbehrlich. Kalziummangel spielt bei der Entstehung von Osteoporose eine entscheidende Rolle. Bei einer Übersäuerung, die häufig auf den übermäßigen Konsum von Genussgiften zurückgeht, benötigt der Körper Kalzium zur Säurepufferung und entzieht es daher den Knochen. Gute Kalziumquellen sind Mikroalgen, Käse, Joghurt, Dickmilch, Sauer- oder Buttermilch, Kefir, Sojabohnen, Sardinen, Grünkohl, Mandeln und Brokkoli.

Mineralien und Spurenelemente sind für den Organismus genauso wichtig wie die Vitamine. Mineralien kommen im Körper in größeren Konzentrationen, Spurenelemente nur in äußerst geringen Mengen vor.

Magnesium

Magnesium ist ein hervorragendes Mittel gegen Stress. Magnesiummangel äußert sich durch Unruhe, Reizbarkeit, Muskel- und Wadenkrämpfe und häufig auch durch Kopfschmerzen. Als Bestandteil des grünen Blattfarbstoffs Chlorophyll kommt es in allen grünen Gemüsen vor, aber auch in Nüssen ist es reichlich enthalten. Weitere Magnesiumlieferanten sind Milch, Käse, Eier, Weizenkeime, Sojabohnen, Bierhefe, Seezunge und Vollkornreis.

> Beim Einatmen übt das Zwerchfell Druck auf die Bauchorgane aus. Um diesem Abwärtsdruck gegenzusteuern, sollten Sie den Beckenboden anspannen. Beim Ausatmen lassen Sie wieder locker, ohne die Muskulatur dabei nach unten zu drücken.

Begleitende Atemübungen

Für ein Beckenbodentraining ist auch die richtige Atemtechnik von großer Bedeutung. Dazu sollte man sich zunächst mit dem wichtigsten Atemmuskel, dem Zwerchfell, bekannt machen. Das Zwerchfell wölbt sich im entspannten Zustand wie eine Kuppel über dem Bauchraum und trennt diesen vom Brustraum. Über dem Zwerchfell liegen die beiden Lungenflügel. Beim Einatmen wölbt sich das Zwerchfell nach unten und übt dadurch Druck auf die Bauchorgane aus. Im Idealfall sollte sich bei jedem Atemzug die stabile Muskelplatte des Zwerchfells locker und entspannt wie ein Tuch auf- und abbewegen.

Das Zwerchfell beweglich halten

Die Naturheilkunde legt großen Wert auf die Beweglichkeit des Zwerchfells. Sie ermöglicht eine tiefe Atmung, die alle Bereiche des Oberkörpers bis zum Beckenboden einbezieht. Wenn sich das Zwerchfell beim Ausatmen zurück nach oben wölbt, übt es eine Sogwirkung auf die Bauchorgane aus. Die Beckenbodenmuskulatur sollte dabei locker bleiben, damit sie leicht angehoben werden kann. Beim Einatmen hingegen, wenn das Zwerchfell die Eingeweide nach unten drückt, spannt man im Gegenzug die Beckenbodenmuskeln an.

Bewegung ist das beste Mittel, um das Zwerchfell zum Schwingen zu bringen. Wer sich über einen längeren Zeitraum nur selten körperlich betätigt, sollte zum Ausgleich mehrmals täglich die folgende kleine

Übung durchführen: Setzen Sie sich aufrecht hin, nehmen Sie eine wohlriechende Blume in die Hand, oder geben Sie einen Tropfen Aromaöl auf den Handrücken. Halten Sie zuerst das linke Nasenloch zu, und atmen Sie ein paarmal hintereinander mit dem rechten Nasenloch ein und aus. Machen Sie das Gleiche mit dem linken Nasenloch und schließlich mit beiden Nasenlöchern. Nach einiger Zeit werden Sie feststellen, dass Sie Ihre Beckenbodenmuskulatur spüren können. Weitere Atemübungen finden Sie im Übungsteil (siehe Seite 77ff.).

Die Kraft der Vorstellung nutzen

Innere Bilder bestimmen unsere Wirklichkeit stärker, als wir annehmen. Das gilt für positive Vorstellungen genauso wie für negative. Gehirnforscher haben nachgewiesen, dass Bilder viel intensiver wirken als Worte. So prägt sich beispielsweise ein Lernstoff, den man mit einer bildhaften Vorstellung verbindet, wesentlich besser ins Gedächtnis ein. Auch viele körperliche Vorgänge werden von diesen Bildern beeinflusst. Deshalb wird die so genannte Visualisierung oder Imagination heute von der Psychoneuroimmunologie bei der Gesundheitsvorsorge und bei der Behandlung von Krankheiten eingesetzt.

Imaginationsübungen sind gut geeignet, um positive körperliche Gefühle und Heilprozesse zu unterstützen – die Selbstheilungskraft des Körpers ist enorm. Ein Beispiel für diese körpereigenen Kräfte ist der so genannte Plazeboeffekt.

Ein positives Selbstbild aufbauen

Auch die Muskulatur und das Nervensystem reagieren auf innere Bilder. Bedienen Sie sich dieser Möglichkeiten, und unterstützen Sie die Beckenbodenübungen mit der Kraft der Vorstellung. So können Sie beispielsweise eine aufrechte Haltung mit dem Bild einer gerade gewachsenen, stämmigen Eiche verbinden oder den Beckenboden mit einer Blüte vergleichen, die sich öffnet und schließt.
Eine ähnliche Bedeutung haben positive Bestätigungen. Sie können die negativen »Programmierungen« ersetzen, die wir – häufig unbewusst – mit uns herumtragen. Achten Sie einmal darauf, wie oft Sie Gedanken hegen wie »Ich bin zu schwach«, »Das kann ich nicht« oder »Mir wird alles zu viel«. Versuchen Sie dann, sich Ihrer Energie und

Kraft zu vergewissern. Spannen Sie die Beckenbodenmuskulatur an, straffen Sie die Rückenmuskulatur, richten Sie den Kopf gerade auf, und stellen Sie die Füße fest auf den Boden. Schließen Sie für einen Moment die Augen, und lassen Sie ein positives Selbstbild entstehen, das mit Sätzen wie »Ich bin stark und kraftvoll« oder »Ich bin selbstständig und eigenverantwortlich« verbunden werden kann.

Das Körpergefühl steigern

Spannung und Entspannung – diese Polarität ist das Geheimnis allen Lebens. Unsere gesamten Zellaktivitäten basieren darauf. Mit jedem Einatmen baut sich eine Spannung auf, die mit dem Ausatmen wieder losgelassen wird. Jeder einzelne Herzschlag erfordert eine Anspannung, die sich in der Entspannung des Herzmuskels entlädt.

Sie kennen sicher das gute Gefühl, locker und entspannt zu sein, und gleichzeitig kraftvoll und voller Elan. Man fühlt sich wohl in seinem Körper, die Energie kann ungehindert fließen. Auf der anderen Seite waren Sie sicher auch schon häufiger angespannt, wie blockiert oder völlig antriebslos und bekamen dann von anderen zu hören: »Lass dich nicht so hängen«. Damit meint der Volksmund keineswegs nur die hängenden Gesichtszüge, Mundwinkel und Schultern, sondern es geht auch um einen innerlichen Verlust an Spannung.

Ein ausgeglichenes Spannungsverhältnis herstellen

Der bedeutende Psychologe Graf Dürckheim spricht davon, dass sich der moderne Mensch »zwischen Verspannung und Auflösung« befindet. Dabei beeinträchtigt sowohl die Verspannung als auch die Spannungslosigkeit unsere Lebensfreude. Verspannungen der Beckenbodenmuskulatur beispielsweise setzen sich über die Wirbelsäule bis zu den Muskeln im Hals- und Mundbereich fort. Viele Körpertherapeuten vertreten die Auffassung, dass Muskelverspannungen in der Beckenregion vor allem auf eine zu frühe Sauberkeitserziehung zurückzuführen sind. Die Kontrolle über die Afterschließmuskeln kann erst in einem bestimmten Alter ausgeübt werden. Wird das Kind zu früh unter Druck gesetzt, so versucht es, diese Kontrolle über ein Zusammenziehen anderer Bereiche der Körpermuskulatur, insbesondere der Oberschenkel-, Gesäß- und Beckenbodenmuskeln, zu erlangen. Diese »muskuläre Panzerung« im Beckenbereich zeigt sich später z. B. in

Form von hartnäckiger Verstopfung, denn bei der Darmentleerung müssen sich die Beckenbodenmuskeln entspannen. Eine übermäßige Anspannung übt auch starken Druck auf das Gefäßgeflecht im Afterbereich aus, was zu Hämorrhoidalleiden führen kann. Aber auch die Gefühlswelt bleibt nicht unbeeinflusst: Häufig bringen Blockaden im muskulären Bereich starke emotionale Spannungen mit sich. Es geht also auch bei der Beckenbodenmuskulatur darum, die richtige Balance zwischen Anspannung und Entspannung zu finden.

Beckenbodentraining für mehr Lebensfreude

Eine Spannung herzustellen, die zugleich belastbar und flexibel ist, die Öffnung ohne Kontrollverlust zulässt – das wäre besonders für die Beckenbodenmuskulatur erstrebenswert. Es ist wichtig, Fühlung mit dem eigenen Körper aufzunehmen und sich in ihm zu erkennen. Darauf sollte man beim Beckenbodentraining immer achten. Gerade die Beckenbodenmuskulatur kann uns zeigen, ob wir gerade offen oder verschlossen sind, uns stark oder schwach empfinden, anlehnungsbedürftig und hilflos oder ausgeglichen sind. Körperübungen, in der richtigen Haltung bewusst ausgeführt, wirken sich immer auf den ganzen Menschen aus. Oft fühlt man sich kräftiger, mutiger, hoffnungsvoller und lebendiger, wenn man seinen Körper eine Weile in Dehnung und Anspannung und in anschließender wohltuender Entspannung erlebt hat. Je mehr man seinen Beckenboden als tragfähige, lebendige Basis spürt, desto ungestörter kann die Lebenskraft fließen.

Das Beckenbodentraining kann Ihr Auftreten und Ihre Weltsicht verändern: Ihr Gang wird sich verändern, Sie werden mehr Selbstbewusstsein und Energie haben, Sie werden sich mehr zutrauen, und Sie werden spielerisch mit Ihrer neu gewonnenen Kraft umgehen – und das alles, weil Sie Ihre Mitte spüren.

Das Geheimnis einer erfüllten Sexualität

Gerade die weibliche Sexualität ist jahrhundertelang mit Tabus belegt worden. In vielen Kulturen wird Frauen das Recht auf ein erfülltes Sexualleben in der Partnerschaft abgesprochen. Obwohl bei uns inzwischen vergleichsweise offen über dieses Thema gesprochen wird, ist ein liebevoller Umgang mit dem eigenen Körper für viele Frauen immer noch keine Selbstverständlichkeit. Wer sich selbst nicht kennt, keinen Bezug zum eigenen Körper hat, wird sich einem anderen Menschen nur sehr schwer seelisch und körperlich zuwenden können. Die daraus resultierenden Frustrationen werden häufig auf einer anderen Ebene ausgelebt, und das eigentliche Problem bleibt ungelöst.

Sanfte Gymnastik für mehr Lust in der Liebe

Die Beckenbodenmuskulatur hat nicht nur die Aufgabe, die Baucheingeweide zu tragen, sondern spielt auch beim Geschlechtsakt eine wichtige Rolle. In Kontakt mit dem eigenen Becken und der darin verborgenen Kraft und Lebendigkeit zu kommen, bedeutet zugleich eine erfülltere Sexualität. Die Muskulatur arbeitet rhythmisch, um eine Balance zwischen Anspannung und Entspannung herzustellen. Auch der Orgasmus basiert auf dieser Polarität: Die Spannung wirkt erregend, die Entspannung beruhigend. Die durch das Lustempfinden aufgebaute Spannung geht gleichsam in eine gelöste Entspannung über.

Ein Muskelstrang der äußeren Beckenbodenschicht verläuft um die Scheide herum und führt in einer Schleife wieder zurück zum Schambein. Er kleidet das Innere der Scheide aus und ist von zahlreichen Nervenenden durchzogen. Je besser man diese Muskulatur steuern und beispielsweise dazu nutzen kann, den Penis des Partners fester mit der Scheide zu umschließen, umso intensiver ist das Lustgefühl während der körperlichen Vereinigung.

> Mit einem trainierten Beckenboden werden Sie mehr Spaß an der körperlichen Liebe haben. Es ist möglich, die Intensität des Geschlechtsakts zu steigern – vorausgesetzt, Sie haben dazu auch den richtigen Partner.

Beckenboden und Sport

Frauen, die regelmäßig Sport treiben oder Yogaübungen machen, leiden in der Regel seltener unter Beckenbodenbeschwerden. Eine Ausnahme bilden hier junge Frauen kurz nach der Geburt oder Frauen, deren Beckenboden durch mehrere Geburten sehr beansprucht wurde. Nach einer Entbindung sollte man auf keinen Fall zu früh wieder mit sportlichen Aktivitäten beginnen.

Schwimmen wirkt sich besonders positiv auf die Beckenbodenmuskulatur aus. Auch Walking, schnelles Gehen, ist sehr zu empfehlen. Beim Radfahren wird der Beckenboden durch den Sattel gestützt, weswegen man beckenbodenbewusst fahren und den Beckenboden zwischendurch immer wieder leicht anspannen sollte. Sportarten wie Tennis, Volleyball, Joggen, Aerobic und Fitnesstraining können die Beckenbodenmuskulatur durch Druckimpulse und fortwährende Erschütterungen stark belasten. Es empfiehlt sich daher, sie mit gezielten Beckenbodenübungen zu kombinieren.

Beckenbodenprobleme bei Männern

Selbstverständlich haben auch Männer Probleme, die durch eine geschwächte oder chronisch verspannte Beckenbodenmuskulatur hervorgerufen werden. Ihre Beckenbodenmuskulatur ist zwar anatomisch etwas anders beschaffen und wird in der Regel nicht so stark belastet wie die der Frauen. Trotzdem brauchen sie ebenfalls einen flexiblen und gleichzeitig kräftigen Beckenboden, um Beschwerden in der Wirbelsäule oder im Bereich der Prostata vorzubeugen. Auch bei Männern kann Beckenbodenschwäche zu Inkontinenz und zu sexuellen Problemen führen. Sie sind daher herzlich einladen, die vorgeschlagenen Übungen auszuprobieren und sich über diese im Fitnessstudio nur wenig Beachtung findende Muskelpartie zu informieren.

Sportarten wie Joggen und Aerobic können den Bauchraumdruck so verstärken, dass ihm der Beckenboden nicht genügend Kraft entgegensetzen kann. Ziehen Sie daher sanfte Trainingsformen wie Schwimmen oder Walking vor.

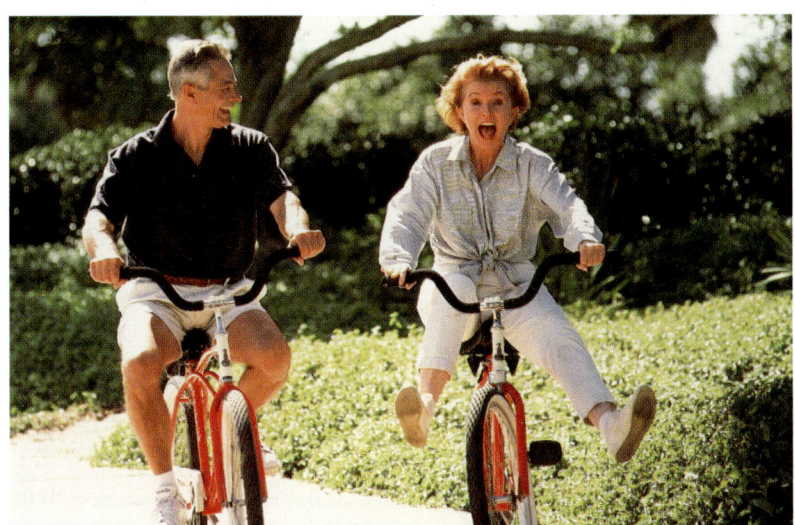

Selbst bei langen Radtouren können Sie Rückenschmerzen vermeiden, wenn Sie gezielt den Beckenboden einsetzen. Spannen Sie beim Tritt in die linke Pedale gezielt den linken Beckenboden an, und beim Wechsel zur anderen Pedale den rechten.

Beckenboden und Schwangerschaft

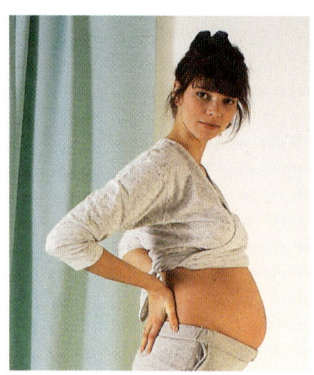

In der Schwangerschaft ist eine kräftige Beckenbodenmuskulatur besonders wichtig, um die Gebärmutter mit dem sich entwickelnden Kind zu stützen.

Beckenbodenbewusstsein, das vor allem durch entsprechende Übungen entsteht, ist für Frauen in jeder Lebensphase wertvoll. Während der Schwangerschaft sind die Beckenbodenmuskeln allerdings durch das Gewicht des ungeborenen Kindes besonders belastet. Wenn die Beckenbodenmuskulatur zu schwach entwickelt ist, kann es in der Schwangerschaft zwar nicht zum Absenken von Blase und Gebärmutter kommen, dafür aber zu Rückenbeschwerden, Krampfadern oder Hämorrhoidalleiden. Auf der anderen Seite erschwert eine zu stark ausgeprägte Muskulatur, wie man sie häufig bei Leistungssportlerinnen findet, unter Umständen die Entbindung, denn der Beckenboden muss dabei so weich und gelockert wie möglich sein.

Auf die richtige Körperhaltung achten

Je besser eine Frau ihre Beckenbodenmuskulatur steuern kann, desto problemloser erlebt sie ihre Schwangerschaft. Man kann einiges tun, um den Rücken und die Knie nicht unnötig zu belasten.

Während der Schwangerschaft bringt vor allem eine falsche Haltung Probleme mit sich. Viele Frauen neigen dazu, sich vom Gewicht ihres Bauchs ins Hohlkreuz ziehen zu lassen und die Knie dabei durchzustrecken. Beschwerden, die sich bis in die Füße und Schultern fortsetzen, sind die Folge. Die ohnehin schwache Bauchmuskulatur wird überdehnt und die Beckenbodenmuskulatur übermäßig strapaziert.

Schwangere sollten also verstärkt darauf achten, den Rücken gerade zu halten, die Schultern unten zu lassen und den Scheitel nach oben zu dehnen. Die Bauch- und Gesäßmuskeln sollten dabei leicht angespannt oder zumindest in einem guten Muskeltonus sein. Bei dieser Haltung ruht das Kind geschützt im Becken und gelangt später leichter in die optimale Lage für die Geburt.

Schwangere sollten sich diese Haltung am besten regelrecht »einprogrammieren« und sie sich bei ihren alltäglichen Verrichtungen immer wieder ins Gedächtnis rufen.

Entspannende Gymnastik

Da die Beckenbodenmuskulatur bei der Geburt extrem nachgiebig und offen sein muss, sollte während der Schwangerschaft der Schwerpunkt auf beckenbodenentspannende Übungen gelegt werden. Um keine vorzeitigen Wehen auszulösen, sollte die Beckenregion durch Übungen nicht zu stark aktiviert werden. Die häufig in den ersten Monaten und gegen Ende der Schwangerschaft auftretende Blasenschwäche kann mit leichteren Beckenbodenmuskelübungen sowie durch entsprechende homöopathische oder naturheilkundliche Mittel (siehe Seite 16ff.) gelindert werden. Man sollte sich in der Schwangerschaft bei Beschwerden jedoch auf jeden Fall ärztlich betreuen lassen, da auch bei natürlichen Mitteln sorgfältig abgewogen werden muss.

Kurse für Schwangerschaftsgymnastik werden ebenso wie Kurse für Rückbildungsgymnastik nach der Geburt von Hebammen oder auch in Frauenkliniken angeboten. Meist werden die Übungen unter fachfraulicher Anleitung intensiver und in der Gruppe oft auch spielerischer und fröhlicher erlebt. Das sollte aber niemanden davon abhalten, zusätzlich die folgenden Übungen zu Hause durchzuführen.

Übungen zur Geburtsvorbereitung

Übung 1 – Schneidersitz

Die meisten von uns kennen diese Sitzhaltung aus ihrer Kindheit; später wird sie aufgrund der steiferen Gelenke und der schwächeren Rückenmuskulatur meist vermieden. Gerade während der Schwangerschaft sollten Sie öfter in dieser Position sitzen. Durch die gekreuzten Beine werden die Gesäßmuskeln und die Muskeln an der Innenseite der Oberschenkel genauso gedehnt wie die Muskeln des Beckens und des unteren Rückens. Wenn Sie sich auf ein Kissen oder eine zusammengefaltete Decke setzen, wird Ihnen diese Haltung leichter fallen. Geben Sie nicht gleich auf, wenn Ihnen diese Sitzhaltung bereits nach einigen Minuten unbequem wird.

Die Entbindung verläuft umso leichter, je besser eine Frau während der Presswehen den Beckenboden entspannen kann. Das lässt sich schon in den Monaten der Schwangerschaft gezielt üben.

Der Lotossitz kräftigt die Oberschenkel-, Hüft- und Rückenmuskulatur. Er wirkt dehnend und entspannend auf den Beckenboden und eignet sich daher gut zur Geburtsvorbereitung.

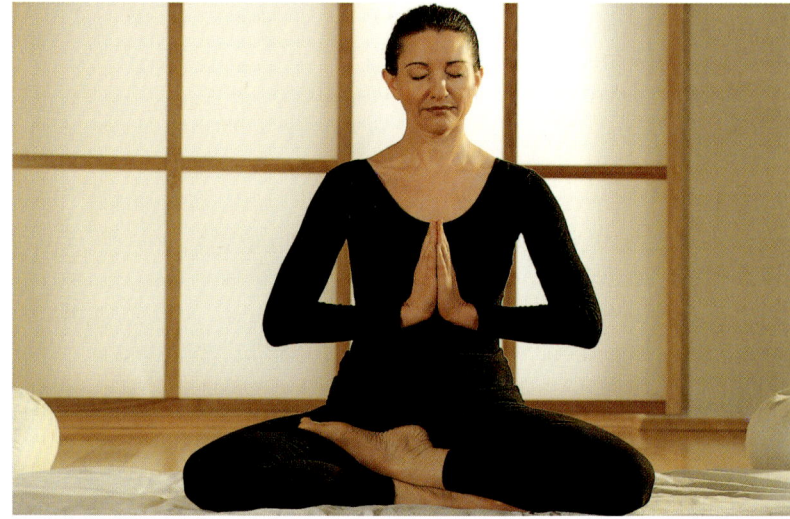

Übung 2 – Halber Lotossitz

▶ Setzen Sie sich mit gestreckten Beinen auf den Boden, und legen Sie ein Kissen unter das Gesäß.

▶ Grätschen Sie die Beine, und ziehen Sie den rechten Fuß an den linken Oberschenkelansatz heran.

▶ Ziehen Sie nun den linken Fuß heran, drehen Sie die Fußsohle etwas nach oben, und legen Sie den Fuß auf den rechten Oberschenkel.

▶ Legen Sie die Handflächen mit angewinkelten Ellbogen aneinander, heben Sie das Brustbein etwas, lassen Sie die Schultern sinken, und dehnen Sie den Scheitel zur Decke.

Wenn Ihnen der halbe Lotossitz Schwierigkeiten bereitet, können Sie stattdessen auch im Viertellotos sitzen. Dazu platzieren Sie den linken Fuß auf dem rechten Unterschenkel. Die Handhaltung bleibt wie beim halben Lotossitz.

Übung 3 – Schmetterling

Bei dieser Übung werden die beim Schneidersitz (siehe Seite 33) beschriebenen Muskelgruppen noch mehr gedehnt und die Hüftgelenke extrem geöffnet, so wie das auch bei der Geburt der Fall sein wird. Je mehr Sie durch den »Schmetterling« geübt haben, innerlich auch während einer Körperanspannung loszulassen, umso leichter fällt es Ihrem Körper, diese »Programmierung« während der Geburt abzurufen. Denn meist ist in der intensiven Geburtsphase keine Zeit mehr für bewusste Atemübungen.

▶ Setzen Sie sich auf den Boden, und stellen Sie die Beine mit geschlossenen Knien auf.

▶ Lassen Sie die Knie locker auseinander fallen, und legen Sie die Fußsohlen aneinander.

▶ Ziehen Sie das Kinn zum Körper heran, und spüren Sie, wie sich Ihr Rücken dadurch aufrichtet.

▶ Atmen Sie tief aus und ein, und versuchen Sie, trotz der spürbaren Spannung im Becken-Oberschenkel-Bereich locker zu bleiben.

Übung 4

▶ Setzen Sie sich mit gegrätschten und gestreckten Beinen auf den Boden. Die Beine sollten ewa einen halben Meter voneinander entfernt sein. Die Arme sind nach vorne gestreckt und der Rücken gerade.

▶ Atmen Sie ein, und dehnen Sie sich dabei etwas nach hinten. Beim Ausatmen beugen Sie sich aus den Hüften heraus nach vorne. Der Bauch sollte dabei zwischen die Beine sinken.

▶ Wiederholen Sie die Übung noch einmal.

▶ Legen Sie sich zur Entspannung auf den Rücken, umfassen Sie die Knie mit den Händen, und ziehen Sie sie an den Körper heran. Die Knie sollten dabei möglichst weit auseinander gehalten werden.

▶ Rollen Sie abwechselnd nach rechts und links. So massieren und entspannen Sie sowohl Ihre Rücken- als auch Ihre Beckenmuskulatur.

Variante

▶ Setzen Sie sich mit gestreckten und gegrätschten Beinen auf den Boden. Die Arme sind nach vorne gestreckt und der Rücken gerade.

▶ Ziehen Sie den linken Fuß an den rechten Oberschenkel heran, und strecken Sie die Arme zur Seite.

▶ Beugen Sie sich beim Ausatmen zum rechten Bein herunter, und versuchen Sie, den Knöchel oder Fuß mit der rechten Hand zu berühren. Dabei den linken Arm über den Kopf führen und ebenfalls zum rechten Fuß strecken. Dann die Seite wechseln.

Die Sitzübungen zielen darauf ab, bestimmte Muskelgruppen, die beim Geburtsvorgang von Bedeutung sind, zu dehnen. Sie fördern aber auch die Durchblutung der Bauch- und Beckenorgane.

▶ Zur Entspannung legen Sie sich auf den Rücken, stellen die Beine mit weit geöffneten Knien auf und lassen beide Knie abwechselnd nach rechts und links fallen.

Übung 5 – Halbe Kerze

Diese Übung wird vor allem in den ersten Monaten der Schwangerschaft als Wohltat empfunden. Für wenige Minuten fließen die Körpersäfte, das Blut und die Lymphe, in die entgegengesetzte Richtung. Die Organe und Blutgefäße werden dadurch entlastet.

▶ Legen Sie sich auf den Rücken, und ziehen Sie die Knie an die Brust heran. Die Arme liegen rechts und links vom Körper, die Handflächen zeigen nach oben. Das Kinn wird leicht ans Brustbein herangedrückt, damit der Nacken gedehnt und damit gut durchblutet wird.

▶ Spannen Sie jetzt die äußere Beckenbodenschicht etwas an. Ziehen Sie die Knie mit Hilfe der Hände zur Brust heran. Achten Sie dabei darauf, dass der Nacken auf dem Boden bleibt.

▶ Heben Sie jetzt das Becken halb vom Boden, und stützen Sie es mit beiden Händen ab.

▶ Während Sie das Becken abstützen, befinden sich Ihre Knie noch immer über dem Kopf. Erst wenn Sie eine gute Unterstützung durch die Hände fühlen, strecken Sie die Knie zur Zimmerdecke, die Unterschenkel können je nach Geübtheit locker angewinkelt oder gestreckt werden. Der Beckenboden bleibt die ganze Zeit über angespannt.

▶ Halten Sie die Spannung einige Sekunden lang. Winkeln Sie dann die Beine langsam an, und bringen Sie die Knie wieder über Ihr Gesicht. Drehen Sie das Becken etwas zur Seite, so dass Sie über eine Hüfte abrollen können.

▶ Entspannen Sie nun den Rücken, indem Sie eine zusammengerollte Wolldecke unter Ihre Knie legen. Der Beckenboden ist jetzt wieder weich und entspannt.

Achtung Bitte gehen Sie bei dieser Übung genau nach der Beschreibung vor. Ein ruckartiges Nach-oben-Drücken des Beckens schadet Ihnen mehr, als es nützt. Wenn Sie zu Migräne oder hohem Blutdruck neigen, ist diese Übung möglicherweise nicht für Sie geeignet.

Die halbe Kerze empfiehlt sich besonders für Frauen mit abgeknickter Gebärmutter. Sie sorgt dafür, dass die Gebärmutter sich bei der Schwangerschaft leichter nach oben und aus dem Becken heraus heben kann.

Übung 6 – Demutshaltung

Diese Haltung entspannt den ganzen Rücken, vor allem aber die Lendenwirbelsäule. Sie dehnt außerdem die innere Oberschenkel- und die Beckenbodenmuskulatur und ist deshalb gut als geburtsvorbereitende Übung geeignet.

▶ Knien Sie sich auf den Boden, die Knie sind weit geöffnet, die Füße bleiben nebeneinander.

▶ Lassen Sie dann die Fersen auseinander fallen, so dass sich die Füße wie eine Schale öffnen.

▶ Setzen Sie sich in diese Schale hinein, beugen Sie den Rücken nach vorne, und kommen Sie mit der Stirn zum Boden, die Arme liegen neben dem Körper.

▶ Atmen Sie jetzt tief ein und aus. Stellen Sie sich dabei vor, wie Ihr Beckenboden mit dem Atem mitschwingt – einem lockeren Tuch gleich, das zwischen Schambein, Steißbein und den Sitzknochen ausgespannt ist.

Tipp Im fortgeschrittenen Stadium der Schwangerschaft sollten Sie eine zusammengerollte Wolldecke unter die Unterschenkel legen, um dadurch mehr Raum für das Kind zu schaffen.

Die Demutshaltung ist generell bei allen Beschwerden zu empfehlen, die durch Spannungszustände und Verkrampfungen verursacht wurden. Sie kann auch als Entspannungshaltung nach anderen Übungen eingenommen werden.

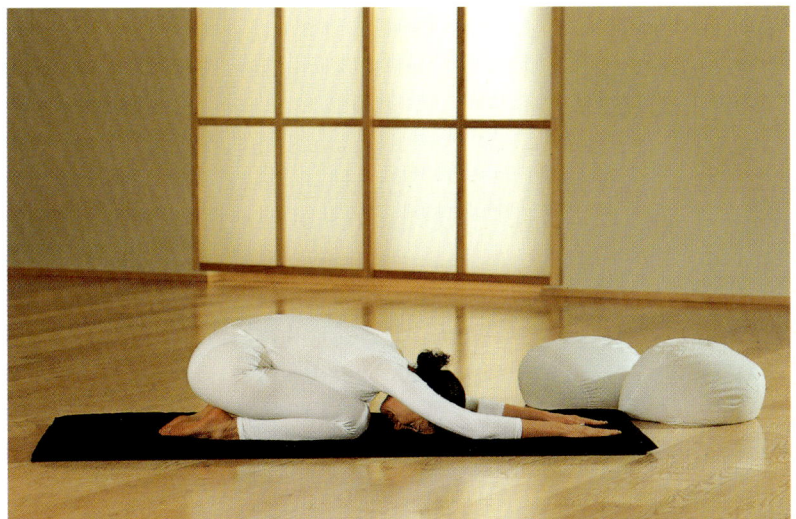

Die Demutshaltung wird auch als Stellung des Kindes bezeichnet und steht für das vertrauensvolle Loslassen und Geschehenlassen. Sie entspannt den ganzen Körper und beruhigt Emotionen.

Vorstellungsübungen

Arbeiten Sie während der Schwangerschaft verstärkt mit Vorstellungsübungen (siehe Seite 27f.). Finden Sie ansprechende Bilder für Ihren Wunschzustand, und rufen Sie sich diese immer wieder vor das geistige Auge. Sie können die Bilder auch mit entsprechenden Affirmationen unterstützen. Sagen Sie sich beispielsweise mehrmals täglich: »Ich öffne mich für die Geburt meines Kindes« oder: »Mein Beckenboden ist weich und nachgiebig, er lässt das Kind frei.«

▶ Stellen Sie sich vor, wie Ihr Beckenboden zum Ende der Schwangerschaft hin immer weicher und offener wird, wie er sich auftut, um das Kind ins Leben zu entlassen. Entwerfen Sie das innere Bild einer Pforte, die sich öffnet, um das Kind aus dem geschützten Becken in einen weiten, großen Raum zu entlassen.

▶ Stellen Sie sich eine Blüte (vielleicht eine tiefrote Mohnblüte) vor, die all ihre Blütenblätter entfaltet. Versuchen Sie, diesen Prozess des Öffnens mit allen Fasern Ihres Körpers nachzuempfinden.

> Worte aktivieren im Gehirn die neuronalen Verknüpfungen, die auch unseren Körper steuern. Deshalb gibt es die Möglichkeit, sein Gehirn mit geeigneten Wörtern auf neue Gedanken und Verhaltensweisen zu programmieren.

Nach der Geburt

Nach der Geburt braucht der Beckenboden besonders viel Pflege und Zuwendung. Das gilt bereits für eine problemlose Entbindung, und natürlich umso mehr, wenn Komplikationen wie Dammrisse auftraten oder wenn ein Dammschnitt notwendig war. In vielen Fällen kommt es nach der Geburt zu längerem Harnverhalt oder zu Brennen beim Wasserlassen. Ein weiteres recht häufiges Problem ist eine Gebärmuttersenkung, die in erster Linie durch eine starke Gewebeüberdehnung und -erweichung verursacht wird.

▶ In den ersten Tagen nach der Geburt sollten Sie regelmäßig Atemübungen machen: Ziehen Sie beim Ausatmen den Beckenboden ganz sanft nach innen, und spannen Sie ihn kurz an.

▶ Darüber hinaus können Sie Ihre Beckenbodenmuskulatur nach den überstandenen Strapazen auch gut durch Vorstellungsübungen kräftigen. Stellen Sie sich beispielsweise vor, wie sich eine geöffnete Blume oder Pforte langsam wieder schließt. Wundheits- oder Verletzungsgefühle in der Beckenbodengegend brauchen diese Aufmerksamkeit und heilende Gedankenenergie.

▶ Die Naturheilkunde stellt ebenfalls wertvolle Hilfe bereit. So hat sich beispielsweise die Einnahme von Arnika D6 bei der Geburtsnachsorge sehr bewährt.

▶ Achten Sie beim Stehen, Gehen und Sitzen auf eine beckenbodenschonende Haltung. Lassen Sie sich nicht mit rundem Rücken und hängendem Kopf in den Sessel oder aufs Bett fallen, sondern richten Sie den Rücken gerade auf, und heben Sie den Kopf. Spannen Sie den Beckenboden leicht an, und halten Sie die Spannung so lange, bis Sie sitzen. Stützen Sie sich dabei mit den Armen ab. Das Gleiche gilt für das Aufstehen. Gehen Sie aufrecht, ohne ins Hohlkreuz zu fallen. Verteilen Sie das Gewicht bewusst gleichmäßig auf den Füßen.

▶ Lassen Sie zwischendurch Ihr Becken kreisen, die Beine stehen dabei hüftbreit auseinander, die Knie sind leicht angewinkelt. Spannen Sie die äußere Beckenbodenschicht im Lauf des Tages immer wieder kurz an, und lassen Sie dabei mit leicht geöffnetem Mund einen kurzen Ton entstehen. Trainieren Sie täglich einige Minuten lang mit den im Übungsteil vorgeschlagenen Übungen.

Unnötige Belastungen vermeiden

Achten Sie nach der Geburt darauf, dass Sie Ihr Baby – und auch schwere Gegenstände – so hoch wie möglich am Körper tragen. Stehen Sie möglichst breitbeinig mit leicht gebeugten Knien und geradem Rücken. Auch wenn Sie Ihr Baby aus dem Kinderbettchen holen, sollten Sie breitbeinig mit gebeugten Knien stehen und beim Aufrichten die Rücken-, Bauch- und Beckenbodenmuskulatur leicht anspannen, so dass Sie von den Muskeln Unterstützung bekommen.

Hausarbeiten sollten Sie ebenfalls beckenboden- und rückenschonend verrichten. Leicht gebeugte Knie und eine weite Schrittstellung geben Ihnen mehr Standfestigkeit. Beugen Sie sich nicht mit durchgestreckten Knien durch Verlagerung des Oberkörpers nach unten, sondern gehen Sie in den Halbkniestand oder in die Hockstellung.

Auch eine Verstopfung kann unmittelbar nach der Geburt sehr belastend für den Beckenboden sein. Bevorzugen Sie ballaststoffreiche Kost, und nehmen Sie viel Flüssigkeit zu sich – das hält die Verdauung auf Trab.

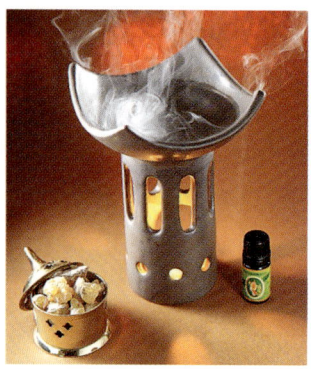

Vor dem Beckenbodentraining sollten Sie sich vollkommen entspannen: Lassen Sie sich ein Bad in die Wanne laufen, oder verwöhnen Sie sich mit aromatischen Düften.

Grundsätzlich sollten Sie beim Üben erst die äußere, dann die mittlere und zuletzt die innere Beckenbodenschicht trainieren. Achten Sie darauf, die Muskeln nicht zu verkrampfen.

Beckenbodenübungen

Kontaktaufnahme

▶ Nehmen Sie sich ein wenig Zeit für sich und Ihren Körper, und sorgen Sie dafür, dass Sie ungestört sind. Legen Sie sich eine schöne Musik auf, und geben Sie in Ihre Duftlampe ein entspannendes Aromaöl wie beispielsweise Lavendel.

▶ Legen Sie sich auf den Rücken, die Beine angewinkelt, die Füße hüftbreit auseinander, und legen Sie eine Hand auf Ihren Beckenboden. Spüren Sie einfach nur den Kontakt, und fühlen Sie, wie sich die Muskeln an- und entspannen. Erkunden Sie in dieser Position auch Ihre Sitzknochen, tasten Sie, wie hart und knochig sich das Schambein anfühlt und wie anders das Steißbein. Legen Sie sich dann auf die Seite, fassen Sie mit einem Finger unter das Steißbein, und dehnen Sie es durch Muskelanspannung ein klein wenig nach außen – das wirkt sich sehr wohltuend auf die Lendenwirbelsäule aus.

▶ Legen Sie sich auf den Rücken, stellen Sie die Beine auf, und lassen Sie sie auseinander fallen. Legen Sie die Hände in die Leisten, und atmen Sie tief und entspannt ein. Achten Sie darauf, dass der Atem sanft das ganze Becken ausfüllt, stellen Sie sich dann vor, Sie atmen durch die Scheide aus.

Worauf man bei den Übungen achten sollte

Bevor Sie mit den nachfolgenden Übungen beginnen, sollten Sie sich mit der Anatomie Ihres Beckenbodens vertraut machen. Schauen Sie sich dazu noch einmal die Abbildungen auf den Seiten 5 bis 11 an. Achten Sie bei allen Übungen darauf, dass Sie nur die Beckenbodenmuskeln anspannen. Vor allem am Anfang wird es Ihnen nicht leicht fallen, diese Muskeln isoliert zu bewegen. Beim Nach-innen-Ziehen der Muskelplatte des Beckenbodens muss die Gesäßmuskulatur locker sein. Außerdem sollten Sie nicht nur die Scheidenmuskulatur anspannen, sondern die gesamte Muskelfläche. Stellen Sie sich Ihren Beckenboden wie ein Tuch vor, das zwischen den vier Punkten Steißbein, Schambein und den zwei Sitzbeinknochen befestigt ist, und versuchen Sie, dieses Tuch in der Mitte zusammen- und nach oben zu ziehen.

Übungen im Sitzen

Übungen in sitzender Position erleichtern die Wahrnehmung des Beckenbodens. Man sollte immer damit beginnen und erst, wenn sich das »Beckenbodengefühl« einstellt, zu den Übungen in liegender und schließlich stehender Position übergehen.

Übung 1

Häufig kann man beobachten, wie sich jemand regelrecht in den Sessel fallen lässt. Die Bein- und Beckenmuskulatur ist dabei völlig schlaff, der Aufprall auf der Unterlage schadet der Wirbelsäule und den Unterleibsorganen, die dabei nach unten gedrückt werden.

▶ Lassen Sie sich auf einem Hocker nieder, indem Sie bis zum Schluss die Spannung in den Oberschenkeln und im Beckenboden halten, und auf die gleiche Weise erheben Sie sich auch wieder. Der Rücken bleibt dabei gerade, der Blick ist nach vorne gerichtet.

▶ Sie vermeiden auf diese Weise, dass Sie mit Hilfe der angespannten Schultern und mit schlaffer Rücken-, Becken- und Beinmuskulatur nach oben gezogen werden.

Übung 2

▶ Setzen Sie sich aufrecht auf einen Hocker, spannen Sie kurz die äußere Beckenbodenschicht an, und lassen Sie sie wieder los.

▶ Wenn es Ihnen gelungen ist, die übrigen Körpermuskeln dabei entspannt zu lassen, sollte es sich wie ein leichtes »Anklicken« anfühlen.

▶ Wiederholen Sie die Übung 10- bis 20-mal.

Für die Übungen, die nicht auf dem Boden gemacht werden, ist ein ungepolsterter Hocker ohne Lehne am besten geeignet – so kann sich der Oberkörper frei bewegen.

Übung 3

Durch diese Übung öffnet sich der so genannte Ileosakralspalt (siehe Seite 5). Das Kreuzbein, das durch diesen Spalt mit dem Becken verbunden ist, bekommt mehr Raum. Ileosakrale Blockaden sind häufig die Ursache für Schmerzen im unteren Rückenbereich, die in die Hüftgelenke ausstrahlen können.

▶ Setzen Sie sich aufrecht auf einen Hocker, und legen Sie die Hände unter die Sitzknochen.

▶ Bewegen Sie das Becken kreisförmig 2-mal in jede Richtung.

▶ Danach spannen Sie die quer laufende Muskelplatte der mittleren Beckenbodenschicht an, so dass die Sitzbeinhöcker, die daran befestigt sind, weiter aneinander gerückt werden. Halten Sie sie eine Weile in dieser Position fest.

▶ Wenn Sie die mittlere Beckenbodenschicht aktivieren, sollten Sie unbedingt auf einen geraden Rücken achten und diese Haltung beibehalten, solange die Spannung aufrecht erhalten wird.

Übung 4

▶ Setzen Sie sich aufrecht auf einen Hocker. Legen Sie beide Hände unter das Gesäß. Rutschen Sie kurz mit dem Po hin und her, um die Sitzbeinhöcker zu lokalisieren.

▶ Bewegen Sie das Gesäß auf den Händen erst nach rechts und links, dann vor und zurück – so lange, bis sie ein Gespür dafür bekommen.

▶ Ziehen Sie dann die Hände unter dem Gesäß hervor, und bleiben Sie weiterhin aufrecht sitzen.

▶ Stellen Sie sich vor, wie sich die Wirbelsäule nach oben streckt, wie sie länger und der Rücken breiter wird. Spüren Sie, wie sich Ihr Nacken nach oben und der Scheitel zur Decke dehnt.

▶ Jetzt machen Sie einen leichten Rundrücken und kippen das Becken so weit nach vorne, dass Sie hinter den Sitzbeinknochen fast auf dem Steißbein sitzen.

▶ Richten Sie sich wieder auf, und kommen Sie so weit ins Hohlkreuz, dass Sie vor den Sitzbeinknochen fast auf dem Schambein sitzen.

Tun Sie sich mit anderen Frauen zusammen, um gemeinsam zu trainieren. In der Gruppe können Sie nicht nur Erfahrungen austauschen, sondern sich darüber hinaus auch besser gegenseitig motivieren.

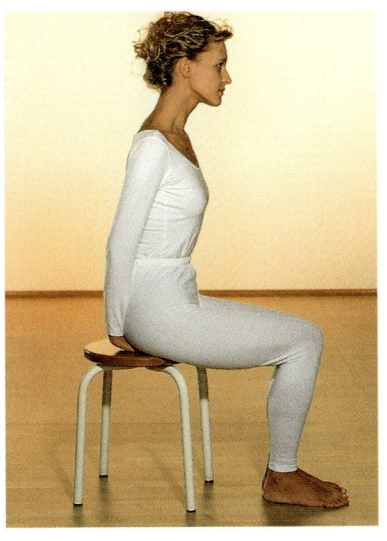
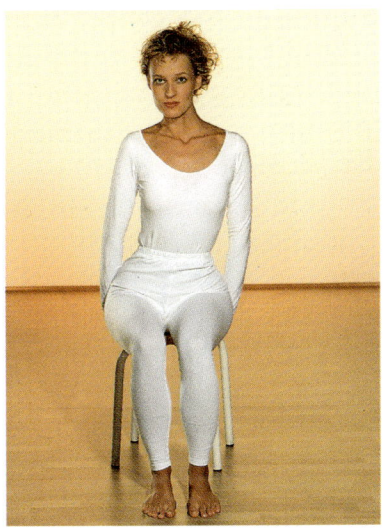

Die Übung 4 hilft dabei, den Beckenboden zu erspüren. Anfänger spannen dabei oft die Gesäßmuskulatur an. Verlieren Sie in diesem Fall nicht die Geduld, und beginnen Sie von neuem: Das ersehnte Aha-Erlebnis stellt sich früher oder später ein.

▶ Bewegen Sie das Becken vom Schambein zum rechten Sitzbeinknochen, dann weiter zum Steißbein und von dort zum linken Sitzbeinknochen. Prägen Sie sich diese vier Punkte gut ein.

▶ Das rautenförmige Viereck, das sie bilden, ist Ihre Sitzbasis. Wenn Sie aufrecht sitzen, können Sie Ihre beiden Sitzbeinknochen spüren und haben ein Gefühl für Schambein und Steißbein. Dazwischen befindet sich die Beckenbodenmuskulatur.

Übung 5

▶ Setzen Sie sich auf einen Hocker, und schieben Sie die Hände unter die Sitzbeinknochen.

▶ Richten Sie Ihren Rücken gerade auf, das Kinn ist leicht zum Brustbein geneigt, der Scheitel zeigt nach oben.

▶ Ertasten Sie Ihre Sitzbeinknochen, indem Sie das Becken vor und zurück kippen. Wenn Sie ein Gespür für die aufrechte Sitzposition bekommen haben, legen Sie die Hände zurück auf die Oberschenkel.

▶ Machen Sie sich jetzt das stabile Viereck bewusst, das Ihre Sitzbasis bildet: auf der Vorderseite des Körpers das Schambein, auf der Rückseite das Steißbein und die beiden Sitzbeinhöcker links und rechts.

Trainieren Sie regelmäßig, am besten täglich. Je intensiver Sie Ihre Beckenbodenmuskulatur spüren, desto mehr steigt Ihre Motivation, mit den Übungen weiterzumachen.

▶ Stellen Sie sich nun vor, Sie verbinden diese vier Punkte mit einem straffen Gummiband. Die innerhalb dieser Raute liegende Muskulatur spannen Sie an, während Sie das Gewicht durch kreisende Bewegungen von einem Punkt zum anderen verlagern. In Gedanken folgen Sie dem Verlauf des Gummibands.

▶ Malen Sie sich aus, dass das Gummiband während der ganzen Übung straff gespannt bleibt. Die Atmung lassen Sie währenddessen ganz natürlich strömen.

▶ Achten Sie auch bei dieser Übung darauf, dass die übrige Körpermuskulatur in einem guten Tonus bleibt. Vor allem die Hals- und Schlundmuskulatur sowie die Zunge sollten ganz locker bleiben.

Übung 6

▶ Setzen Sie sich aufrecht auf einen Hocker, und stützen Sie sich mit den Händen seitlich ab.

▶ Spannen Sie die Beckenbodenmuskulatur an, und ziehen Sie beide Beine hoch.

▶ Halten Sie die Spannung ein paar Atemzüge lang, und stellen Sie die Beine beim Ausatmen wieder ab.

Übung 7

▶ Setzen sie sich aufrecht auf einen Hocker, und lassen Sie die Arme locker hängen. Die Oberschenkel sollten möglichst eine Parallele zum Boden bilden (notfalls ein Buch unter die Füße oder auf die Sitzfläche des Hockers legen). Die Füße stehen fest auf dem Boden, die Knie sind geschlossen.

▶ Beugen Sie beim Einatmen den Oberkörper nach hinten, und ziehen Sie den Beckenboden an. Das Becken ist so weit nach vorne gekippt, dass das Schambein nach oben zeigt.

▶ Halten Sie diese Spannung 2 bis 3 Atemzüge lang. Öffnen Sie dann beim Ausatmen die Knie, und lassen Sie den Oberkörper so weich wie möglich nach vorne fallen.

▶ Wiederholen Sie die Übung noch einmal.

Legen Sie beim Training Gürtel, Schmuck und Brille ab, und tragen Sie bequeme Kleidung. Vor allem im Bereich der Taille sollte sie einen elastischen Bund haben. Ein Übungsdress, der an der Taille zu stramm sitzt, verstärkt den Abwärtsdruck im Bauchraum.

Übung 8

▶ Finden Sie eine stabile Sitzposition auf dem Hocker, und spüren Sie, wie Ihre Füße fest auf dem Boden stehen.

▶ Machen Sie sich Ihre Sitzbasis bewusst, indem Sie das Gewicht in kleinen Bewegungen vom Schambein zum rechten Sitzknochen, weiter zum Steißbein und von dort zum linken Sitzknochen verlagern.

▶ Stellen Sie sich vor, Sie nehmen mit Ihren Schamlippen etwas auf – vielleicht eine goldene Kugel –, und halten Sie diese für einen kurzen Zeitraum in der Scheide fest.

▶ Achten Sie darauf, dass die Oberschenkel- und Bauchmuskulatur dabei so entspannt wie möglich bleibt.

▶ Dann lassen Sie die imaginäre Kugel ganz sanft wieder entgleiten.

▶ Wiederholen Sie die Übung noch einmal.

Übung 9

Diese Übung sollten Sie erst durchführen, wenn Sie das Gefühl haben, dass Sie Ihre Beckenbodenmuskulatur isoliert von der übrigen Muskulatur an- und entspannen können.

▶ Setzen Sie sich aufrecht auf einen Hocker. Verlagern Sie Ihr Gewicht etwas nach hinten, so dass Sie hinter den Sitzknochen fast auf dem Steißbein sitzen.

▶ Ziehen Sie die gesamte Muskulatur Ihres Unterleibs (Bauch-, Gesäß- und Aftermuskulatur sowie die verschieden Schichten der Beckenmuskulatur) ganz fest zusammen, und halten Sie diese Anspannung ca. 10 Sekunden.

▶ Versuchen Sie jetzt, die einzelnen Muskeln nach und nach wieder loszulassen.

▶ Wenn es Ihnen gelingt, die Muskelspannung in den einzelnen Muskeln nacheinander zu lösen, werden Sie spüren, wie unterschiedlich es sich anfühlt, wenn Sie die Bauch- oder die Scheidenmuskeln entspannen. Sie können auf diese Weise auch die inneren und äußeren Beckenbodenmuskeln unterscheiden lernen und entwickeln ein besseres Gespür für die einzelnen Schichten.

Es empfiehlt sich, die Übungen immer zur gleichen Tageszeit durchzuführen – am besten vor den Mahlzeiten oder zwei bis drei Stunden danach. Wenn es möglich ist, sollten Sie in Ihrer Wohnung einen festen Platz dafür reservieren.

Übung 10

▶ Setzen Sie sich auf den Boden, heben Sie die gestreckten Beine, und strecken Sie die Arme nach vorne.

▶ Versuchen Sie, die Beckenbodenmuskulatur angespannt zu halten und dabei normal zu atmen.

▶ Wenn Ihnen das gelungen ist, öffnen Sie die Arme und Beine beim Einatmen seitlich, und schließen Sie sie beim Ausatmen wieder. Die Beckenbodenmuskulatur sollte dabei angespannt bleiben.

Übung 11

▶ Setzen Sie sich im Schneidersitz auf den Boden, der Rücken ist aufrecht, der Scheitel zur Decke gedehnt.

▶ Nehmen Sie in vertrauter Weise (siehe Seite 42) Ihre Sitzbeinknochen wahr, und stellen Sie das rechte Bein auf. Das linke Bein bleibt in angewinkelter Position liegen.

▶ Versuchen Sie, den Beckenboden nur rechts anzuspannen, spüren Sie diese Spannung entlang der Wirbelsäule bis zum Scheitel. Heben Sie jetzt das rechte Gesäß etwas an, und setzen Sie es wieder ab.

Es ist nicht notwendig, die Übungen unmittelbar hintereinander durchzuführen. Trainieren Sie langsam und sorgfältig, erkunden Sie Ihre eigenen Grenzen, und nehmen Sie sich Zeit, Ihren Körper gründlich zu erforschen.

Die Übung 11 hilft dabei, einzelne Bereiche der Beckenbodenmuskulatur zu isolieren. Achten Sie beim Training darauf, nicht in den Rundrücken zu fallen oder mit dem Oberkörper seitlich auszuweichen.

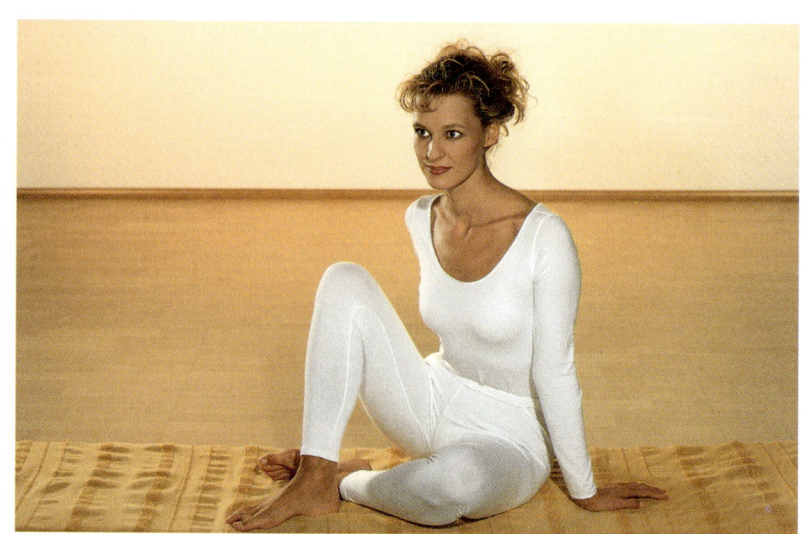

▶ Versuchen Sie die Spannung im Beckenboden zu halten, während Sie die Beinstellung wechseln. Heben Sie dann die linke Gesäßhälfte mit dem linken Beckenboden an.

Übung 12

▶ Setzen Sie sich aufrecht auf den Boden, stützen Sie die Hände hinter dem Rücken ab, und grätschen Sie die gestreckten Beine.
▶ Spannen Sie beim Einatmen die Gesäß- und Beckenmuskulatur an, und drehen Sie die Beine und Füße nach innen.
▶ Versuchen Sie nun, das Gesäß leicht anzuheben und dabei die Spannung zu halten.
▶ Kommen Sie mit dem Po wieder zum Boden, drehen Sie die Beine zurück, entspannen Sie sich, und wiederholen Sie die Übung.

Übung 13

▶ Setzen Sie sich auf beide Fersen, die Knie sind geschlossen, jeder Beckenknochen ruht auf einer Ferse. Spannen Sie beim Einatmen die Gesäß- und Beckenbodenmuskulatur stark an.
▶ Richten Sie sich langsam auf, bis Ober- und Unterschenkel einen rechten Winkel bilden, und halten Sie die Spannung, während Sie tief und gleichmäßig weiteratmen.
▶ Beim Ausatmen in die Ausgangsstellung zurückgehen.
▶ Die Übung noch einmal wiederholen.

Übung 14

▶ Setzen Sie sich auf den Boden, stellen Sie die Beine auf, und legen Sie die Fußsohlen aneinander. Ziehen Sie die Füße dabei so nahe wie möglich an den Körper heran; der Rücken sollte aufrecht bleiben.
▶ Umfassen Sie die Knöchel, und drücken Sie mit dem Ellbogen die Knie noch mehr nach außen. Schaukeln Sie vorsichtig hin und her.
▶ Stützen Sie anschließend die Hände hinter dem Rücken auf, und stellen Sie die Beine weit voneinander entfernt auf.

Wählen Sie die Übungen aus, die Ihnen am meisten zusagen, und stellen Sie sich Ihr eigenes Trainingsprogramm zusammen. Auf lange Sicht werden Sie nur dann bei der Stange bleiben, wenn Ihnen das Üben auch Freude bereitet.

▶ Bewegen Sie jetzt langsam das rechte Knie nach innen in Richtung Fußboden, bleiben Sie ein paar Atemzüge lang in dieser Stellung, und wechseln Sie dann das Knie.

Übungen im Liegen

Übung 1

▶ Legen Sie sich auf den Rücken, stellen Sie die Beine auf, und legen Sie die Arme seitlich neben den Körper.
▶ Versuchen Sie, Ihr Schambein nabelwärts zu ziehen: Spannen Sie die Beckenbodenmuskeln an, und stellen Sie sich vor, wie sie sich hinter dem Schambein zusammenziehen.
▶ Halten Sie die Spannung ein paar Atemzüge lang, entspannen Sie sich kurz, und wiederholen Sie die Übung mehrmals.

Übung 2

▶ Legen Sie sich auf den Rücken, und stellen Sie die Beine auf. Die Füße und Knie sind hüftbreit auseinander.
▶ Legen Sie Ihre Hand auf den Beckenboden, ziehen Sie ihn beim Ausatmen nach innen, und stellen Sie sich vor, Sie saugen Ihre Hand mit ein. Wiederholen Sie die Übung einige Male.

Übung 3

▶ Legen Sie sich auf den Rücken, und stellen Sie die Beine auf. Die Knie sind geöffnet.
▶ Ziehen Sie beim Einatmen den Beckenboden nach innen und die Sitzbeinknochen zueinander. Gleichzeitig ziehen Sie ein Knie so nahe wie möglich an den Körper heran.
▶ Halten Sie die Spannung 3 bis 5 Atemzüge lang. Dann lassen Sie beim Ausatmen das Knie und die Spannung im Beckenboden los. Anschließend die Übung mit dem anderen Knie durchführen.

Besorgen Sie sich für die folgenden Übungen eine Unterlage, die Ihnen angenehm ist, z.B. eine Gymnastikmatte oder eine Decke. Erst wenn Sie entspannt liegen, können Sie die Übungen richtig durchführen und auch genießen.

Übung 4

▶ Legen Sie sich auf den Rücken, stellen Sie die Beine auf, die Füße stehen fest auf dem Boden.

▶ Schieben Sie abwechselnd die rechte und die linke Hüfte mit der entsprechenden Rückenseite nach unten, und wiederholen Sie diese Bewegung jeweils 2- bis 3-mal.

▶ Kreisen Sie dann mit dem Becken. Stellen Sie sich vor, es läge eine Uhr unter Ihrem Körper, deren Zeigerbewegung Sie mit dem Becken folgen, erst im Uhrzeigersinn, dann entgegen. Malen Sie sich aus, dass Sie die Muskelplatte der mittleren Beckenbodenschicht in der Mitte zusammenziehen, ähnlich wie ein Stück Stoff, das an vier Seiten befestigt ist und das man von der Mitte her zusammenrafft.

Übung 5

▶ Legen Sie sich auf die rechte Seite, und winkeln Sie das linke Bein an. Versuchen Sie, mit dem Knie den Boden zu berühren.

▶ Legen Sie die linke Hand auf den Beckenboden, und ziehen Sie beim Einatmen die Beckenbodenmuskulatur stark ein.

▶ Stellen Sie sich Ihre Basis in der Form eines Vierecks bzw. einer Raute (siehe Seite 43) vor. Versuchen Sie, den Energiefluss zwischen Hand und Beckenboden zu spüren.

▶ Lassen Sie beim Ausatmen die Beckenbodenmuskulatur wieder locker, und achten Sie darauf, sie nicht nach unten zu drücken.

▶ Malen Sie sich dabei aus, wie die Muskulatur sich beim Einatmen nach innen wölbt und beim Ausatmen locker in die Ausgangsstellung zurückschwingt. Atmen Sie mit leicht geöffnetem Mund, und machen Sie sich eine Vorstellung davon, wie Sie die Muskulatur quasi durch den Mund nach oben saugen.

▶ Nachdem Sie sich einige Atemzüge lang auf diese Bewegung im Beckenboden konzentriert haben, tönen Sie mehrmals hintereinander ein tiefes »Oa«. Dieser Urlaut, den wir in unserer Sprache normalerweise nicht verwenden, fördert die Durchblutung und intensiviert das Bewusstsein für die tieferen Beckenregionen.

Wenn eine Übung nicht auf Anhieb klappt, sollten Sie nicht gleich den Mut verlieren: Versuchen Sie es zunächst mit einer anderen. Je mehr Gespür Sie für Ihren Beckenboden entwickeln, desto einfacher wird es.

Übung 6

Mit dieser Übung aktivieren Sie nicht nur Ihren Beckenboden, sondern auch die schräge Bauchmuskulatur.

▶ Legen Sie sich auf den Rücken, die Arme seitlich neben dem Körper.

▶ Spannen Sie beim Einatmen kräftig die Beckenbodenmuskulatur an, und heben Sie gleichzeitig den Oberkörper, den linken Arm und das rechte Bein.

▶ Berühren Sie nun mit der linken Hand Ihr gehobenes, gestrecktes rechtes Bein, und halten Sie dabei die Spannung.

▶ Gehen Sie beim Ausatmen in die Ausgangsposition zurück, und entspannen Sie sich kurz, bevor Sie die Seite wechseln und die Übung wiederholen.

Übung 7

▶ Legen Sie sich auf den Rücken, und strecken Sie die Beine aus, die Arme liegen seitlich neben dem Körper. Ziehen Sie das Kinn etwas ans Brustbein heran, damit der Nacken gedehnt wird.

▶ Dehnen Sie abwechselnd die rechte und die linke Ferse nach unten, so als ob Sie das Bein über den Körper hinaus verlängern wollten. Die Zehen werden dabei zum Körper hin gezogen.

▶ Wichtig ist bei dieser Übung, dass Sie beim Einatmen das Steißbein und die Ferse nach unten dehnen und beim Ausatmen die Beckenbodenmuskeln anspannen und nach innen ziehen. Achten Sie darauf, dass die Gesäß-, Bauch- und Oberschenkelmuskeln entspannt bleiben.

Übung 8

▶ Legen Sie sich auf die rechte Seite, ziehen Sie beide Beine an, und beugen Sie den Kopf in Richtung Beine.

▶ Bleiben Sie 3 bis 5 Atemzüge lang in dieser Haltung, und spannen Sie gleichzeitig dabei die Beckenbodenmuskulatur an.

▶ Stellen Sie sich vor, Sie würden den Beckenboden regelrecht nach innen saugen. Dann locker lassen und die Seite wechseln.

Machen Sie jede Übung zu beiden Seiten, auch wenn das nicht gesondert beschrieben wird. Es verstärkt Ihre Wahrnehmung, wenn Sie – bevor Sie die Übung zur anderen Seite machen – kurz nachspüren, wie sich Ihr Körpergefühl verändert hat.

Übung 9

▶ Legen Sie sich direkt vor einer Wand auf den Rücken, so dass Sie die Beine gegen die Wand legen können.

▶ Überkreuzen Sie nun Ihre Beine. Spannen Sie beim Einatmen die Beckenbodenmuskulatur an.

▶ Drücken Sie die Lendenwirbelsäule gegen den Boden, heben Sie den Po und gleichzeitig den Kopf etwas an, und halten Sie die Spannung ein paar Atemzüge lang.

▶ Beim Ausatmen kurz entspannen und die Beine wechseln.

Übung 10

▶ Legen Sie sich auf den Rücken, ziehen Sie die Knie an, und umfassen Sie sie mit den Händen.

▶ Spannen Sie beim Einatmen die Gesäß- und Beckenbodenmuskulatur an, und rollen Sie sich in den Sitz hoch.

▶ Halten Sie die Spannung in der Muskulatur. Die Füße sollten den Boden nicht berühren. Rollen Sie ein paarmal auf und ab, und gehen Sie dann in die Ausgangsposition zurück.

Vergessen Sie nicht, sich zwischen den einzelnen Übungen zu entspannen. Dazu umfassen Sie beide Knie, federn sie beim Ausatmen an den Brustkorb heran und lassen beim Einatmen wieder locker. Schütteln Sie dann die Arme und Beine kräftig zur Decke hin aus.

Sie können die Übung 10 auch variieren, indem Sie die Beine angewinkelt zur Brust ziehen und dann den Lendenwirbelbereich in kreisförmigen Bewegungen rollen. Das dehnt den unteren Rücken und hat einen massierenden Effekt.

Bei der »Heuschrecke« kann der Beckenboden mit allen seinen Schichten mithelfen, das Bein anzuheben. Diese Übung kräftigt in erster Linie den innersten Hauptmuskel.

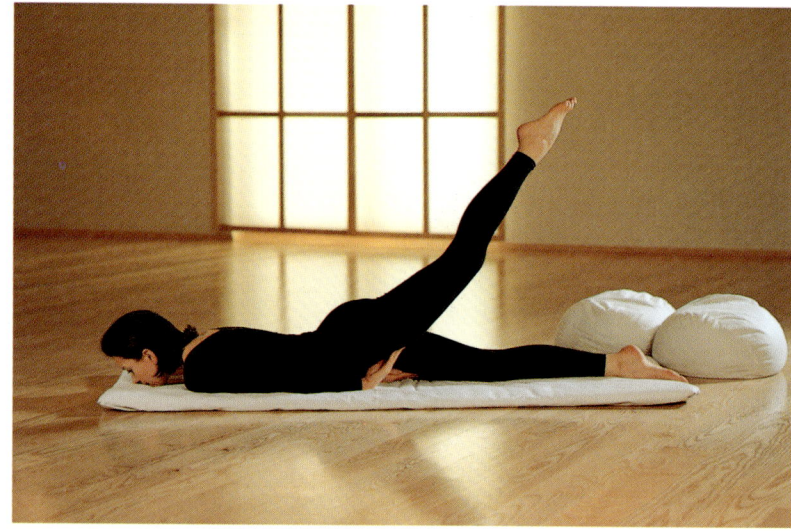

Übung 11 – Heuschrecke

Variante 1

▶ Legen Sie sich auf den Bauch, das Kinn liegt auf dem Boden.

▶ Schieben Sie die Hände mit den Handflächen nach oben unter die Oberschenkel.

▶ Spannen Sie jetzt die Beckenmuskulatur an, und heben Sie beim Einatmen das gestreckte rechte Bein aus der Hüfte heraus nach oben. Halten Sie die Spannung in der Bein- und Beckenbodenmuskulatur, der Oberkörper sollte entspannt sein. Atmen Sie ruhig und gleichmäßig weiter; Kinn und Schultern bleiben auf dem Boden.

▶ Legen Sie beim Ausatmen das Bein wieder ab, und lösen Sie gleichzeitig die Spannung im Beckenboden.

▶ Wechseln Sie dann zur anderen Seite, und wiederholen Sie die Übung noch 2-mal.

Variante 2

▶ Nehmen Sie die Ausgangsposition von Variante 1 ein.

▶ Ballen Sie Ihre Hände mit den Handflächen nach oben zu Fäusten, und schieben Sie sie unter Ihre Leisten.

Weil diese Übung in Bauchlage durchgeführt wird, drückt Sie bei einigen Frauen auf die empfindlichen Brüste. Das lässt sich vermeiden, indem man ein Kissen oder eine zusammengerollte Decke unter den Bauch legt.

▶ Heben Sie nun beim Einatmen beide Beine aus den Hüften heraus nach oben, und spannen Sie dabei die gesamte Beckenmuskulatur an.

▶ Saugen Sie die Beckenbodenmuskulatur in den Körper, und versuchen Sie, die Spannung 3 Atemzüge lang zu halten.

▶ Legen Sie die Beine beim Ausatmen langsam wieder auf der Unterlage ab, und spüren Sie nach.

▶ Wiederholen Sie die Übung, und versuchen Sie, den Zeitraum, in dem Sie die Beine nach oben gestreckt halten, etwas zu verlängern.

▶ Ziehen Sie dann ein Bein seitlich wie in Schlafstellung an, legen Sie den Kopf auf die Arme, und entspannen Sie sich.

Übung 12 – Krokodil

Variante 1

▶ Legen Sie sich auf den Rücken, der Hals ist lang gestreckt, das Kinn leicht zum Brustbein gesenkt.

▶ Breiten Sie die Arme in Schulterhöhe aus, und winkeln Sie die Beine an, so dass die Unterschenkel parallel zum Boden sind. Die Becken- und Bauchmuskulatur sollte sich in einem guten Tonus, d. h., in einer leichten Spannung (Hohlkreuz vermeiden) befinden.

▶ Senken Sie ausatmend die Beine nach links – die Schultern bleiben dabei möglichst entspannt auf dem Boden – und den Kopf nach rechts. Die Knie und Füße bleiben zusammen.

▶ Atmen Sie tief und langsam in die Dehnung hinein.

▶ Kommen Sie einatmend wieder zur Mitte, dann legen Sie Kopf und Beine nach der jeweils entgegengesetzten Seite ab.

Variante 2

▶ Nehmen Sie die Ausgangsposition wie in Variante 1 ein.

▶ Stellen Sie nun die geschlossenen Beine auf, die Fersen kommen so nah wie möglich ans Gesäß.

▶ Schlagen Sie das rechte Bein über das linke. Legen Sie nun den Kopf nach rechts und die Knie nach links. Die Schultern bleiben dabei möglichst entspannt auf dem Boden.

▶ Fahren Sie fort wie bei Variante 1 beschrieben.

Führen Sie die Übung 12 zunächst mit entspannter Beckenbodenmuskulatur durch, und lassen Sie die Bauchmuskeln die Arbeit leisten. Spüren Sie nach. Lassen Sie dann den Impuls vom Beckenboden ausgehen, und spüren Sie, wie viel effektiver die einzelnen Körperbereiche jetzt zusammenarbeiten.

Variante 3

▶ Nehmen Sie die Ausgangsposition wie in Variante 1 ein.

▶ Stellen Sie den rechten Fuß auf das linke Knie.

▶ Legen Sie den Kopf nach rechts, die aufgestellten Knie nach links ab. Dabei dreht sich das Becken nach links mit.

▶ Fahren Sie fort wie bei Variante 1 beschrieben.

Übung 13 – Halbe Kerze

Variante 1

Diese Übung kehrt das Unterste nach oben. Die Schwerkraft, die auf alle Organe im Bauchraum wirkt, zieht die Körpersäfte in Richtung Kopf; die Organe und Blutgefäße werden entlastet.

▶ Legen Sie sich auf den Rücken, die Arme liegen rechts und links des Körpers, die Handflächen zeigen nach oben.

▶ Ziehen Sie die Knie zur Brust heran. Lassen Sie den Nacken dabei auf dem Boden, um eine Überstreckung zu vermeiden.

▶ Heben Sie jetzt das Becken halb vom Boden, und stützen Sie es mit beiden Händen ab.

▶ Strecken Sie jetzt langsam die Beine halb schräg nach oben, dehnen Sie die Fersen nach oben, und spannen Sie dabei die Beckenbodenmuskulatur an.

▶ Stellen Sie sich vor, wie bei der Beckenhebung der Druck auf die Unterleibsorgane und den Beckenboden nachlässt. Bleiben Sie einige Atemzüge in dieser Stellung. Ziehen Sie dann ausatmend die Knie wieder an die Brust heran, und rollen Sie ab.

Variante 2

▶ Sollte Ihnen die halbe Kerze noch zu schwer fallen, dann legen Sie sich auf den Rücken, und strecken Sie die Beine zur Decke.

▶ Heben Sie die Fersen nach oben. Spannen Sie die Beckenbodenmuskulatur an, möglichst ohne Beteiligung der Bauchmuskeln. Halten Sie die Spannung ein paar Atemzüge lang, und lassen Sie wieder locker.

▶ Legen Sie zunächst das rechte, dann das linke Bein gestreckt wieder ab, und spüren Sie der Wirkung nach.

Im Körper bilden alle Muskeln zusammen eine funktionelle Einheit. Keine Muskelpartie darf isoliert gesehen werden. Erst im reibungslosen Zusammenspiel können sie den Körper richtig stützen.

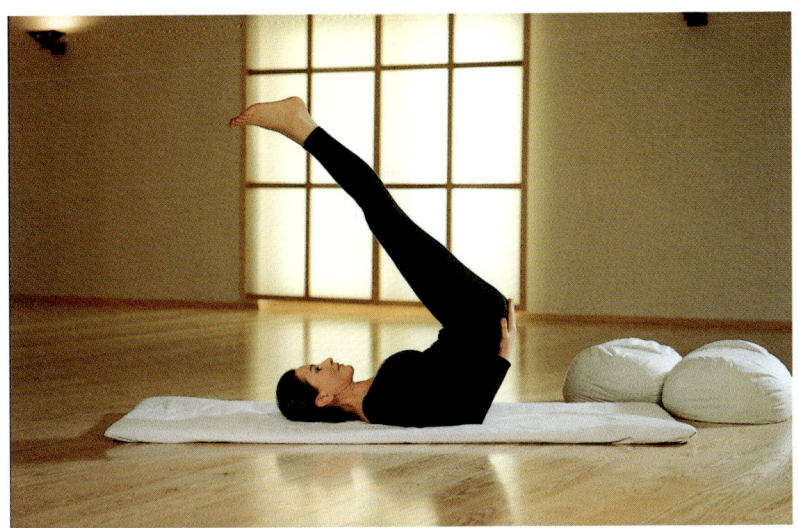

Bei den Kerzenübungen ist es besonders wichtig, die Bewegungen exakt auszuführen. Der auf der Wirbelsäule und der Schilddrüse lastende Druck wäre sonst so stark, dass die Übungen eher schaden als nützen.

Übung 14 – Ganze Kerze

Variante 1

▶ Legen Sie sich auf den Rücken. Das Kinn ist leicht angezogen, damit der Nacken gedehnt bleibt, die Ellbogen befinden sich so nahe wie möglich am Körper.

▶ Bringen Sie ausatmend die Knie zur Brust, und strecken Sie die Beine gerade nach oben. Heben Sie das Becken ganz vom Boden, ziehen Sie die Ellbogen dabei etwas unter den Körper.

▶ Halten Sie den Rücken so gerade, wie es Ihnen möglich ist, und spannen Sie die Gesäßmuskeln ganz fest an.

▶ Halten Sie die Stellung, solange es Ihnen angenehm ist, und atmen Sie tief und regelmäßig.

▶ Visualisieren Sie, wie die Beckenorgane sich jetzt bauchwärts bewegen. Stellen Sie sich vor, wie die elastischen Bänder, an denen diese Organe befestigt sind, entlastet werden und sich wie Gummibänder, die vorher überdehnt waren, wieder zusammenziehen.

▶ Spannen Sie die Beckenbodenmuskulatur an, und entspannen Sie sie wieder. Führen Sie diesen rhythmischen Wechsel mehrmals durch.

▶ Ausatmend die Beine wieder anwinkeln und langsam abrollen.

Die ganze Kerze erfordert lange und geduldige Übung. Sie können sich die Aufrichtung des Rückens erleichtern, indem Sie eine dünne Decke so unter den Rücken legen, dass sie mit den Schultern abschließt.

Die schiefe Ebene ist besonders für Frauen zu empfehlen, die eine schwach ausgeprägte Schulter- und Armmuskulatur haben. Oft wird diese Schwäche durch Anspannung im Schulter-Nacken-Bereich kompensiert – was auf Dauer natürlich negative Auswirkungen hat.

Variante 2

Eine sehr wohltuende Variante der ganzen Kerze ist der so genannte Pflug. Er verbessert die Durchblutung der inneren Organe.

▶ Machen Sie eine ganze Kerze, und senken Sie dann langsam die gestreckten Beine hinter dem Kopf abwärts – im Idealfall, bis die Füße den Boden erreichen. Konzentrieren Sie sich dabei auf die Beckenboden- und Scheidenmuskulatur.

▶ Bei dieser Übung fällt das Visualisieren der nach innen gezogenen Muskelschichten besonders leicht. Sie können sich auch vorstellen, durch den Beckenboden oder durch die Scheide ein- und auszuatmen.

Übung 15 – Schiefe Ebene

▶ Legen Sie sich mit ausgestreckten Beinen auf den Boden.

▶ Stützen Sie sich mit den Händen hinter dem Rücken ab, so dass die Fingerspitzen nach rückwärts zeigen, und senken Sie die Schultern.

▶ Heben Sie nun einatmend den Körper so weit vom Boden, bis er von den Füßen bis zum Kopf eine gerade Linie bildet. Spannen Sie dabei die Gesäßmuskulatur fest an, und ziehen Sie die Beckenbodenmuskulatur nach innen.

Die schiefe Ebene hilft bei Schmerzen im Schulterbereich, die durch Haltungsfehler verursacht wurden. Schultern und Arme stehen in der Körpersprache für unsere Fähigkeit, ins Leben einzugreifen, tatkräftig und selbstbestimmt zu sein.

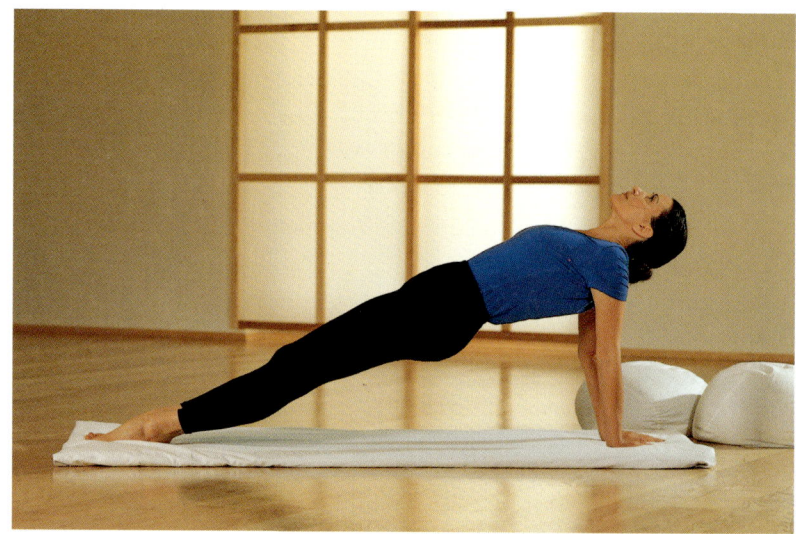

▶ Halten Sie die Spannung einige Atemzüge lang, und senken Sie den Körper ausatmend wieder ab. Erst wenn das Becken auf dem Boden liegt, die Spannung lösen und nachspüren.

Übung 16

▶ Legen Sie sich auf den Bauch, die Stirn ruht auf den übereinander gelegten Händen. Die Knie und Füße berühren sich.
▶ Winkeln Sie die Beine an, so dass die Fußsohlen nach oben zeigen.
▶ Lassen Sie die Unterschenkel und Füße abwechselnd langsam nach rechts und links sinken, 2-mal zu jeder Seite.
▶ Ziehen Sie anschließend ein Knie seitlich wie in Schlafstellung an, und entspannen Sie sich.
▶ Wiederholen Sie die Übung, indem Sie jetzt die Knie so weit wie möglich auseinander spreizen.
▶ Gehen Sie anschließend wieder in die Entspannungshaltung.

Die Liegeübungen können Sie auch gut vor dem Aufstehen im Bett durchführen. Das bringt nicht nur den Kreislauf in Schwung, sondern sorgt auch dafür, dass der Beckenboden aktiviert wird und bei allen weiteren Verrichtungen freiwillig mitarbeitet.

Übung 17

▶ Legen Sie sich mit gestreckten Beinen auf den Rücken, und kreuzen Sie die Beine. Spannen Sie die Gesäßmuskulatur und die Beckenbodenmuskulatur an.
▶ Konzentrieren Sie sich auf den Aftermuskel, den Sie wie einen Ring zusammenziehen. Halten Sie die Spannung, möglichst ohne die übrige Körpermuskulatur anzuspannen, und lassen Sie wieder locker.
▶ Wiederholen Sie die Übung 3-mal.

Übung 18

▶ Legen Sie sich auf den Rücken, die Arme seitlich neben dem Körper, die Beine aufgestellt und hüftbreit auseinander.
▶ Kreisen Sie dann mit dem Becken. Stellen Sie sich vor, unter Ihrem Körper läge eine Uhr, deren Zeigerbewegung Sie mit dem Becken folgen – zunächst im Uhrzeigersinn, dann entgegen. Halten Sie dabei die Beckenbodenmuskulatur angespannt.

► Kippen Sie das Becken abwechselnd nach vorne und nach hinten. Bewegen Sie dazu das Schambein erst leicht nabelwärts, und gehen Sie dann zurück in ein leichtes Hohlkreuz.

► Nachdem Ihnen diese Bewegung vertraut ist, verbinden Sie sie mit Ihrer Atmung: Kippen Sie das Becken beim Einatmen nach vorne und beim Ausatmen zurück.

► Beachten Sie, dass es sich hierbei nur um eine kleine, kaum merkliche Bewegung handeln sollte. Die Wirkung der Übung beruht auf dem In-sich-hinein-Spüren und dem Kontakt, den man dadurch zu seinem Beckenboden bekommt.

Übung 19

► Legen Sie sich mit angewinkelten Knien auf den Rücken, die Füße hüftbreit auseinander, die Knie zusammen. Die Arme liegen seitlich neben dem Körper.

► Kippen Sie jetzt das Becken nach vorne, so dass die Lendenwirbelsäule den Boden berührt. Das Schambein bewegt sich dabei in Richtung Nabel. Spannen Sie die Beckenbodenmuskulatur an, die Bauchmuskulatur bleibt entspannt.

► Halten Sie die Spannung einige Atemzüge lang, entspannen Sie sich dann wieder, und spüren Sie in sich hinein. Die Übung einige Male wiederholen.

Übung 20

► Legen Sie sich auf den Rücken. Stellen Sie die Beine auf, die Arme liegen seitlich neben dem Körper.

► Stellen Sie jetzt die Füße in einem Abstand von etwa 1/2 Meter auseinander, die Knie sollten sich berühren.

► Drücken Sie die Lendenwirbelsäule fest auf den Boden, so dass das Becken etwas nach vorne gekippt wird. Ziehen Sie den Beckenboden fest zusammen und nach innen.

► Halten Sie die Spannung 3 Atemzüge lang, und lassen Sie wieder locker. Wiederholen Sie die Übung einige Male.

Sie können die Übungen auf dieser Seite variieren, indem Sie mit der Kippbewegung im Becken Wirbel um Wirbel langsam von der Unterlage abheben. Wenn einige Wirbel sperren, zunächst ablegen und dann wieder leicht heben. Mit der Zeit werden Sie spüren, wie Ihre Wirbel einzeln geschmeidig werden.

Variante

▶ Nehmen Sie auf dem Boden die gerade beschriebene Grundhaltung mit aufgestellten Beinen ein.

▶ Legen Sie die Fußsohlen aneinander, und lassen Sie die Knie nach außen fallen.

▶ Drücken Sie jetzt die Lendenwirbelsäule fest auf den Boden, so dass das Becken etwas nach vorne gekippt wird und das Schambein sich in Richtung Nabel bewegt.

▶ Spannen Sie die Beckenbodenmuskulatur an, und ziehen Sie sie fest nach innen. Halten Sie die Spannung 3 Atemzüge lang, und lassen Sie dann wieder locker.

Übungen im Stehen

Übung 1

Diese Übung sollten Sie immer wieder zwischendurch ausführen, um mögliche Verspannungen in der Beckenregion zu lösen.

▶ Stellen Sie sich aufrecht hin, die Füße schulterbreit auseinander, und gehen Sie leicht in die Knie. Legen Sie die Hände auf die Hüften.

▶ Lassen Sie die Hüften 10-mal langsam in jede Richtung kreisen. Tönen Sie dabei mit leicht geöffnetem Mund und entspannten Kiefergelenken ein »O«.

Übung 2

▶ Stellen Sie sich aufrecht hin, die Füße hüftbreit auseinander.

▶ Legen Sie die rechte Hand von vorne, vom Schambein her, unter den Beckenboden, die linke von hinten, vom Steißbein her. Die Finger greifen locker ineinander.

▶ Versuchen Sie, die Beckenbodenmuskulatur mit Ihren Händen zu spüren, indem Sie sie im schnellen Wechsel leicht an- und entspannen, dann ein paar Atemzüge lang fest angespannt halten und am Ende ganz locker entspannen.

Zwischen den Übungen im Stehen können Sie folgende Entspannungsübung durchführen: Stehen Sie aufrecht mit gegrätschten Beinen, lassen Sie den Kopf aufs Brustbein sinken, und rollen Sie sich dann Wirbel für Wirbel nach unten. Lassen Sie sich aushängen, und rollen Sie dann aus der Wirbelsäule heraus wieder auf.

▶ Machen Sie sich bewusst, dass dieser Halt, den Sie sich jetzt mit den Händen geben, normalerweise von der Beckenbodenmuskulatur selbst hergestellt werden muss.

Übung 3

▶ Stellen Sie sich aufrecht hin, die Beine so weit wie möglich auseinander. Legen Sie die Hände so aneinander, dass die gestreckten Finger und die aneinander gelegten Daumen ein Dreieck bilden.

▶ Richten Sie dieses Dreieck nach unten, und gehen Sie so weit wie möglich in die Knie. Wichtig ist, dass der Rücken und auch der Kopf ganz gerade bleiben.

▶ Strecken Sie die Knie langsam wieder, und ziehen Sie dabei die Beckenbodenmuskeln so weit wie möglich nach innen. Auf Nabelhöhe drehen Sie Ihre Hände nach oben, so dass die Spitze des Dreiecks nach oben zeigt.

▶ Dehnen Sie sich so weit wie möglich nach oben, und kommen Sie dann langsam wieder nach unten, drehen Sie die Fingerspitzen dabei erdwärts, und gehen Sie wieder in die Knie.

Übung 4

Die Fersen haben in der Fußreflexzonentherapie ihre Entsprechung im Becken. Über diese Fersenübung wird deshalb die Durchblutung der Beckenmuskulatur aktiviert.

▶ Stellen Sie sich aufrecht hin, die Beine hüftbreit auseinander. Spannen Sie die Zehenmuskulatur an, und stellen Sie sich vor, Sie würden sich mit den Zehen in die Erde graben.

▶ Wiederholen Sie diese Bewegung einige Male, und achten Sie darauf, dass die übrige Körpermuskulatur dabei entspannt bleibt.

▶ Pressen Sie nun abwechselnd die linke und die rechte Ferse in den Boden, so als wollten Sie ihn wegschieben. Dann drücken Sie beide Fersen in den Boden hinein, die Beine sind gestreckt, die Knie aber nicht nach hinten durchgedrückt. Halten Sie diese Spannung 3 Atemzüge lang, lockern Sie sie wieder, und spüren Sie nach.

Durchqueren Sie den Raum auf den Fersen, und versuchen Sie, den Beckenboden angespannt zu lassen. Machen Sie dann das Gleiche auf den Zehen und auf den Fußaußenkanten. Dabei können Sie deutlich spüren, wie der Beckenboden bis in die Füße wirkt.

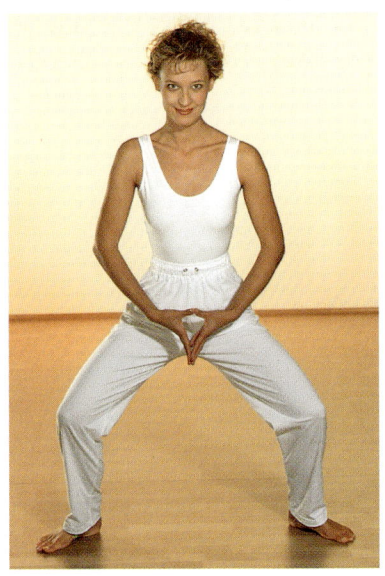 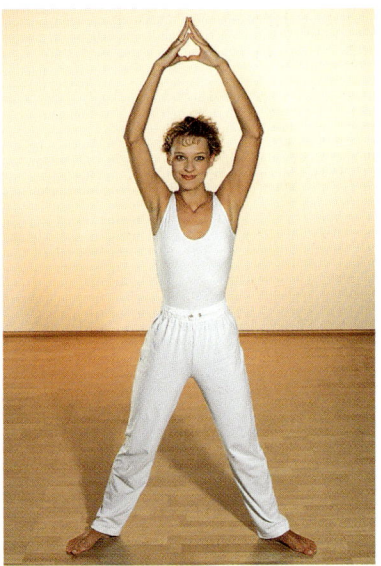

Die Übung 3 hat eine außerordentlich anregende Wirkung auf die Muskulatur des Beckenbodens. Sie sollten die Zahl der Wiederholungen daher von anfänglich drei langsam auf zehn steigern.

Übung 5

▶ Stellen Sie sich aufrecht hin, die Beine leicht gespreizt, die Arme locker über der Brust gekreuzt.

▶ Drehen Sie nun langsam das Becken so weit es geht nach links. In dieser Stellung bleiben Sie ungefähr 5 Atemzüge lang.

▶ Kehren Sie langsam in die Ausgangsposition zurück, und drehen Sie dann das Becken zur anderen Seite.

Übung 6 – Baum im Wind

Variante 1

▶ Stehen Sie aufrecht, die Füße sind parallel. Stellen Sie sich vor, dass Sie ganz fest im Boden verwurzelt sind.

▶ Strecken Sie beide Arme nach oben, und legen Sie die Handflächen aneinander. Konzentrieren Sie sich jetzt auf Ihre Beckenbodenmuskulatur, und spannen Sie alle drei Schichten an, so dass die Sitzbeinknochen etwas näher aneinander rücken und gleichzeitig die Beckenbodenmuskulatur nach innen gezogen wird.

Seitwärtsdehnungen im Stehen erhöhen die Flexibilität der Wirbelsäule. Stellen Sie sich dabei vor, wie sich ein Baum im Wind bewegt. Spüren Sie aber auch Ihren festen Stand auf der Erde, und finden Sie heraus, wie viel Spielraum er Ihnen für Bewegung lässt.

Bei Dehnungsübungen wie dem »Baum im Wind« werden Sie feststellen, dass Sie eine Schokoladenseite haben, d. h., dass eine Körperseite leichter zu trainieren ist. Widmen Sie in diesem Fall der weniger flexiblen Seite mehr Aufmerksamkeit.

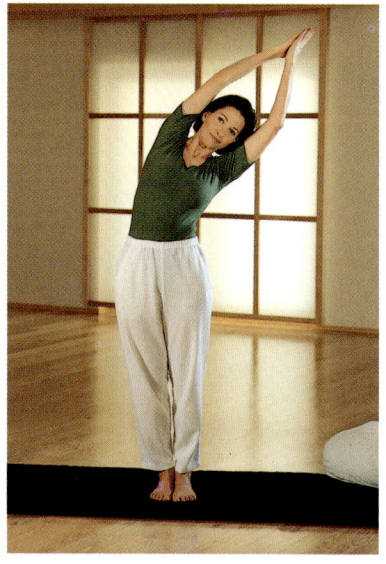 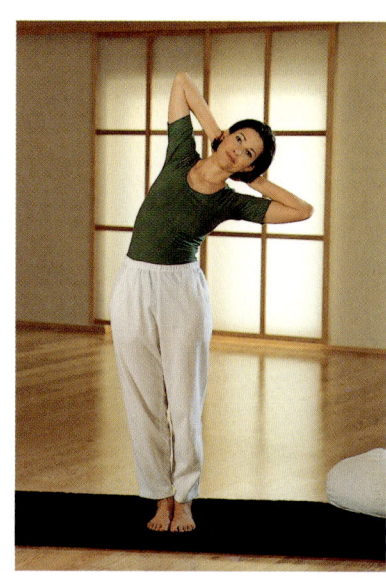

Der Begriff »Dehnen« meint immer eine Bewegung, an der der ganze Körper beteiligt ist. Strecken Sie also nicht nur Ihre Arme aus dem Schultergelenk nach oben, sondern vergegenwärtigen Sie sich Ihren Schwerpunkt im Becken und dehnen von dieser Basis aus den Arm nach oben.

▶ Dehnen Sie einatmend beide Arme aus der Mitte heraus nach oben, die Handflächen bleiben aneinander.

▶ Beugen Sie sich ausatmend nach rechts, und lösen Sie dabei die Spannung der Beckenbodenmuskulatur. Einatmend kommen Sie mit angespannter Muskulatur wieder zur Mitte, ausatmend mit entspannter Muskulatur nach links. 3-mal nach jeder Seite durchführen.

Variante 2

▶ Nehmen Sie die gleiche Grundstellung wie beim »Baum im Wind« ein. Achten Sie darauf, dass die Füße parallel und dicht beisammen stehen, und dass Sie nicht ins Hohlkreuz fallen.

▶ Verschränken Sie die Hände im Nacken. Die Ellbogen zeigen nach außen, die Schulterblätter werden zusammengepresst.

▶ Beugen Sie sich ausatmend nach rechts, wobei sich der linke Ellbogen zur Decke streckt. Atmen Sie regelmäßig, und achten Sie darauf, nicht nach vorne oder hinten zu kippen.

▶ Kommen Sie einatmend wieder zur Mitte zurück, spüren Sie der Dehnung kurz nach, und führen Sie die Übung zur anderen Seite durch. Achten Sie wieder darauf, kein Hohlkreuz zu machen.

Übung 7 – Kniewippen

▶ Stellen Sie sich so breitbeinig wie möglich hin, beugen Sie die Knie ein wenig, und winkeln Sie die Ellbogen an.

▶ Dehnen Sie sich einatmend von den Fersen bis zu den Handwurzeln nach oben. Die Knie werden dabei ganz durchgestreckt und der Beckenboden mit nach oben gezogen.

▶ Ausatmend kommen Sie wieder in die Ausgangsstellung zurück. Sie sollten diese Übung mindestens 10-mal wiederholen.

Übung 8 – Holzhacken

▶ Gehen Sie mit gestreckten Beinen in die Grätsche, falten Sie die Hände zusammen, und strecken Sie die Arme nach oben.

▶ Atmen Sie tief ein, und spannen Sie dabei fest die Beckenbodenmuskulatur an.

▶ Atmen Sie nun mit einem kräftigen »Ha« durch den Mund aus, und beugen Sie sich mit dem ganzen Körper nach vorne. Gehen Sie dabei in die Knie, als ob Sie Holz hacken würden. Wiederholen Sie die Übung einige Male.

Übung 9 – Dreieckstellung

Variante 1

▶ Gehen Sie mit geradem Rücken in die Grätsche, drehen Sie dann den rechten Fuß nach außen und den linken Fuß nach innen.

▶ Spannen Sie einatmend die Beckenbodenmuskulatur an, und ziehen Sie sie nach innen. Drehen Sie sich ausatmend nach rechts, und kommen Sie mit geradem Rücken langsam nach unten.

▶ Legen Sie die Hände links und rechts an die Unterschenkel, der Kopf bleibt in der Verlängerung der Wirbelsäule. Dann aufrichten.

▶ Führen Sie die Übung nun nach der anderen Seite durch. Die Beckenbodenmuskulatur sollte während der ganzen Übung, d. h. beim Ausatmen und Herunterbeugen, angespannt bleiben. Anschließend zur Entspannung auf den Rücken legen und nachspüren.

Bei einer Variante der Dreieckstellung berühren Sie mit der rechten Hand den rechten Unterschenkel, strecken den linken Arm nach oben und drehen den Kopf so, dass Sie zur linken Hand schauen können. Die Handfläche zeigt nach vorne, Schultern und Hände sollten eine Linie bilden.

Sie können die Bauchtanz-
übung variieren, indem Sie
die Kreisbewegung durch
vier Anspannungspunkte
unterteilen. Lenken Sie die
Kraft des Beckenbodens
nacheinander zum Steiß-
bein, zur rechten Seite, zum
Schambein und zur linken
Seite hin. Ballen Sie dabei
kräftig die Fäuste.

Variante 2

▶ Gehen Sie in die Grätsche, die Arme sind nach oben gestreckt, der Rücken ist gerade.

▶ Drehen Sie sich nach rechts, und kommen Sie ausatmend mit geradem Rücken nach unten. Die Hände liegen nun – möglichst mit der gesamten Handfläche – zu beiden Seiten des rechten Fußes.

▶ Atmen Sie tief und regelmäßig, und kommen Sie einatmend wieder nach oben, indem Sie die Füße im Boden verwurzeln und die Bein- und Gesäßmuskulatur anspannen.

Übung 10 – Bauchtanz

▶ Stellen Sie sich mit leicht gebeugten Knien hin, die Füße sind etwa hüftbreit auseinander. Heben Sie die Arme bis auf Schulterhöhe, und strecken Sie sie locker aus.

▶ Lassen Sie Ihre Hüften nach beiden Seiten kreisen. Beginnen Sie mit kleinen Kreisen, die nach und nach immer größer werden. Sie können dabei auch Musik hören oder selbst singen.

▶ Spannen Sie den Beckenboden an, ziehen Sie die Muskulatur nach innen, und lassen Sie sie dann ganz spielerisch wieder locker.

Bei Dehnungsübungen wie der »Katze« sollten Sie sich Zeit nehmen: Führen Sie die Übung langsam und exakt durch, und achten Sie dabei auf eine gleichmäßige und tiefe Atmung.

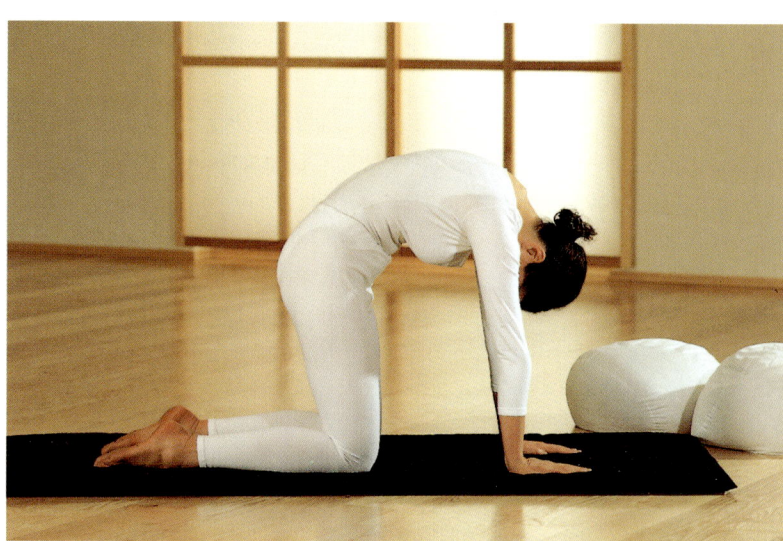

Übungen im Vierfüßlerstand

Übung 1 – Katze

▶ Finden Sie einen bequemen »Stand« auf Händen und Knien, der Rücken ist gerade, der Kopf bildet die Verlängerung der Wirbelsäule, die Knie sind etwa hüftbreit auseinander.

▶ Machen Sie ein leichtes Hohlkreuz, und heben Sie dabei den Kopf.

▶ Wölben Sie nun vom Steißbein her den Rücken langsam zu einem Katzenbuckel. Ziehen Sie dabei Steißbein und Aftermuskel stark nach innen, und bringen Sie den Kopf möglichst nahe an den Körper heran.

▶ Halten Sie einen Moment die Spannung, und lassen Sie dann den Rücken wieder locker in eine Krümmung nach unten fallen.

▶ Verbinden Sie die Bewegung mit der Atmung: Beim Ausatmen machen Sie einen Katzenbuckel und spannen die Beckenbodenmuskulatur an, beim Einatmen gehen Sie ins Hohlkreuz und lassen locker.

Übung 2 – Hund

Variante 1

▶ Gehen Sie in den Kniestand, beugen Sie sich mit dem Oberkörper nach unten, und strecken Sie dabei die Arme lang nach vorne. Die Knie und Fersen bleiben zusammen.

▶ Strecken Sie nun das Gesäß so weit nach oben, bis Sie sich gut im Rücken dehnen.

▶ Nachdem Sie diese Position eine Weile gehalten haben, beginnen Sie, beim Einatmen die Beckenbodenmuskulatur anzuspannen, beim Ausatmen lassen Sie wieder los.

Variante 2

▶ Gehen Sie in den Kniestand, legen Sie die Unterarme auf den Boden, und lassen Sie den Kopf locker hängen.

▶ Strecken Sie nun den Po so weit wie möglich nach oben, und bewegen Sie ihn anschließend locker hin und her, so als ob ein Hund mit dem Schwanz wedelt.

Der »Katzenbuckel« und das nachfolgende Strecken dienen dazu, die Wirbelsäule beweglich zu halten. Diese Übung sollte in harmonisch fließenden Bewegung durchgeführt werden. Führen Sie sie so genüsslich wie möglich aus, und rekeln Sie sich danach ausgiebig.

▶ Spannen Sie dabei zunächst die Ringmuskeln um den After herum rhythmisch an, und beziehen Sie dann die Muskulatur um die Harnröhre und die Scheide herum ein. Das Isolieren einzelner Teile der äußeren Beckenbodenschicht bedarf allerdings einiger Übung.

Variante 3

▶ Gehen Sie in den Kniestand, stützen Sie die Arme auf, und heben Sie das Becken, bis Sie in die Stellung eines umgedrehten V kommen: Die Arme und Beine sind durchgestreckt, der Rücken ist gerade.

▶ Bringen Sie die Fußsohlen so nahe wie möglich zum Boden, und vermeiden Sie es, das Gewicht auf die Zehenspitzen zu verlagern. Spannen Sie beim Einatmen die Beckenbodenmuskulatur an, und lassen Sie beim Ausatmen wieder locker.

Übung 3 – Tisch

▶ Setzen Sie sich auf den Boden, und stellen Sie die Füße auf.

▶ Stützen Sie sich mit den Händen hinter dem Rücken ab, wobei die Fingerspitzen zum Gesäß zeigen.

▶ Heben Sie einatmend das Gesäß vom Boden ab, spannen Sie die Beckenbodenmuskulatur an, und halten Sie die Spannung so lange wie möglich, während Sie tief und gleichmäßig weiter atmen. Kommen Sie ausatmend wieder zum Boden zurück.

Übung 4

▶ Gehen Sie in den Kniestand, die Oberschenkel stehen senkrecht, die Knie sind leicht geöffnet, die Unterarme und Hände liegen flach auf dem Boden.

▶ Schieben Sie nun den Körper so weit wie möglich nach vorne, und bleiben Sie 3 bis 5 Atemzüge in dieser Stellung.

▶ Während Sie diese Position halten, spannen Sie den Beckenboden an, möglichst ohne Beteiligung der Gesäß- und Bauchmuskulatur.

▶ Lockern Sie die Spannung, setzen Sie sich auf die Fersen, und legen Sie die Stirn auf den Boden. Wiederholen Sie danach die Übung.

Im Vierfüßlerstand kann man besonders effektiv mit der Beckenbodenmuskulatur arbeiten. Man sollte aber unbedingt darauf achten, dass der Kopf dabei nicht angehoben wird und in der Verlängerung der Wirbelsäule bleibt.

Achtung Beckenbodenübungen können die Menstruation anregen und den Zyklus verkürzen. In solchen Fällen den Übungszeitraum verkürzen bzw. kurz vor der Menstruation anstelle der reinen Körperübungen mehr Atem- und Visualisierungsübungen machen.

Mit Ausdauer und Geduld zum Ziel

All diese Übungen bringen natürlich nur den gewünschten Erfolg, wenn sie regelmäßig durchgeführt werden. Dabei ist ein tägliches kurzes Training sinnvoller als lange Übungsphasen, zwischen denen dann eine oder mehrere Wochen liegen. Lassen Sie sich nicht entmutigen, wenn spürbare Resultate zunächst auf sich warten lassen, sondern bleiben Sie ausdauernd dabei, und versuchen Sie, den Übungen Freude abzugewinnen. Hören Sie dabei Ihre Lieblingsmusik, oder lockern Sie die Übungsfolgen auf, indem Sie sich von der Musik mitreißen lassen und sich in Ihrem eigenen Rhythmus dazu bewegen.

Übungen für angrenzende Muskeln

Der Muskel- und Bandapparat des menschlichen Körpers bildet eine komplexe Funktionseinheit. Ist ein Bereich schwach, so versucht der Körper zu kompensieren – leider nicht immer zu unserem Besten. Ein mangelnder Halt in der Basis des Körpers, der durch eine zu schwache Bein-, Bauch- und Beckenbodenmuskulatur ausgelöst wird, führt deshalb oft zu Verspannungen in der Rücken-, Nacken- und Schultermuskulatur. Die Lösung für diese weit verbreiteten Beschwerden liegt meist in einer Dehnung und Lockerung, aber zugleich auch Kräftigung der unteren Rumpf- und Beinmuskulatur. Und weil der Beckenboden darüber hinaus auch Ursprung bzw. Ansatzpunkt für wichtige Muskelgruppen von Hüften, Rücken, Bauch und Oberschenkeln ist, werden im Folgenden Übungen für diese Bereiche vorgestellt. Sie können mit einem Beckenbodentraining verbunden werden, indem man beispielsweise während der Übung die Beckenbodenmuskulatur angespannt hält oder sie rhythmisch an- und entspannt.

Wenn Muskeln einseitig trainiert werden, entstehen Disbalancen. Darunter versteht man ein Ungleichgewicht zwischen Hauptbewegungsmuskel und Gegenspieler. Es hat zur Folge, dass die Funktion der Muskulatur nicht optimal ist.

Übungen für die Hüftgelenke

Das Hüftgelenk ist ein
äußerst belastbares Kugel-
gelenk. Die Hüftgelenks-
pfanne umfasst den kuge-
ligen Oberschenkelkopf.
Das Oberschenkelbein ist
durch kräftige Bänder mit
dem Becken verbunden,
wodurch sich die Stabilität
des Gelenks noch erhöht.

Die Hüftgelenkmuskulatur ist für die Körperhaltung von großer Bedeutung. Bei Menschen mit einer guten Haltung ist das Becken aufgerichtet, die Bauch- und Gesäßmuskulatur sowie die hinteren Oberschenkelmuskeln halten das Becken in der richtigen Stellung. Wird
das Becken nur unzureichend von der Muskulatur gehalten, kippt es
nach vorne. Die Beckenbodenmuskulatur wird überbeansprucht, weil
nun der Druck der Bauchorgane besonders stark auf ihr lastet. Die
Bauch- und Gesäßmuskulatur erschlafft, und die hintere Oberschenkelmuskulatur verspannt sich leicht. Dadurch kommt es zu einer Ver-
kürzung dieser Muskulatur, was sich beispielsweise beim Sitzen mit
ausgestreckten Beinen durch ein schmerzhaftes Ziehen in den Oberschenkeln bemerkbar macht.

Da es zum einen eine enge Verbindung zwischen der Hüftgelenkmuskulatur und dem Beckenboden gibt und weil zum anderen sehr
viele Menschen unter Schmerzen im Bereich der Hüftgelenke leiden,
werden nachfolgend einige Übungen vorgestellt, die die vordere und
innere Hüftgelenkmuskulatur dehnen und außerdem zur Entspannung des Lenden- und Kreuzbeinbereichs beitragen. Die Übungen

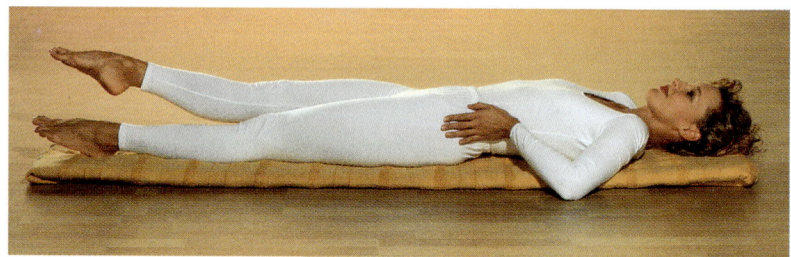

*Bei der Übung 1 ist es
wichtig, das Bein ganz in die
Streckung zu führen, um
einen optimalen Trainings-
effekt zu erzielen. Sie können
die Übung auch im Sitzen
durchführen: Dies ist
besonders bei Knieproblemen
zu empfehlen.*

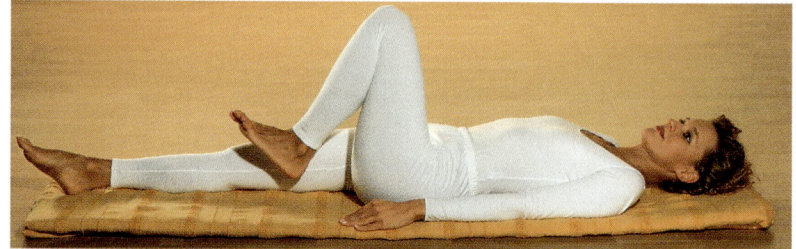

kräftigen darüber hinaus die Gesäß-, Beckenboden- und Bauchmuskulatur und unterstützen damit eine aufrechte Beckenstellung und eine korrekte Hüftgelenkbelastung.

Übung 1

▶ Entspannen Sie sich in einer bequemen Rückenlage. Spüren Sie, wie Ihr Körper auf dem Boden aufliegt, die Arme liegen mit nach oben gedrehten Handflächen locker neben dem Körper. Konzentrieren Sie sich auf die Hüftgelenke, das ganze Becken und auf den Kreuzbein- und Lendenwirbelbereich.

▶ Legen Sie jetzt Ihre Hände seitlich an die Hüftgelenke. Drehen Sie Ihr rechtes Bein locker nach innen und außen. Spüren Sie dabei die Bewegung im Hüftgelenk und in den entsprechenden Muskeln. Lassen Sie dann das Bein ganz entspannt nach außen fallen, und führen Sie die gleiche Bewegung mit dem linken Bein durch.

▶ Heben Sie nun das rechte Bein gestreckt einige Zentimeter von der Unterlage ab, und halten Sie es 3 bis 5 Atemzüge lang in Spannung. Ziehen Sie das Bein an den Körper heran, und strecken Sie es so nahe wie möglich über dem Boden wieder nach vorne.

▶ Legen Sie das Bein ab, und lassen Sie die Fußspitze wieder locker nach außen fallen. Spüren Sie, wie unterschiedlich Ihre Beine sich jetzt anfühlen. Führen Sie dann die Übung mit dem anderen Bein durch.

Übung 2

▶ Legen Sie sich mit ausgestreckten Beinen auf die rechte Seite. Die Füße und Knie liegen aufeinander, der Kopf ruht bequem auf dem angewinkelten rechten Arm, die linke Hand ist zur Stabilisierung der Position vor dem Körper aufgestützt.

▶ Atmen Sie nun tief ein, und drehen Sie beim Ausatmen das Becken und die geschlossenen Beine so weit nach hinten, bis Ihre beiden Fersen den Boden berühren und die Zehenspitzen nach oben zeigen (oder so weit, wie es Ihnen möglich ist).

▶ Gehen Sie dann zurück in die Seitenlage, und drehen Sie nun die geschlossenen Beine so weit nach vorne, bis Ihre Zehenspitzen den Boden berühren (oder so weit, wie es Ihnen möglich ist). Achten Sie

> Die folgende Übung ist besonders beckenbodenstärkend: Legen Sie sich mit angewinkelten Beinen auf den Rücken, die Arme seitlich neben dem Körper. Heben Sie nun langsam das Becken vom Boden ab, und versuchen Sie, dabei die Knie zusammenzuhalten.

darauf, dass der Kopf und die Arme ihre Stellung nicht verändern – sie sind nicht an der Bewegung beteiligt.

▶ Wiederholen Sie jede Drehung 3-mal, und entspannen Sie sich anschließend in der Rückenlage.

Übung 3

▶ Setzen Sie sich mit ausgestreckten Beinen auf den Boden, strecken Sie die Arme nach vorne, und verschränken Sie die Finger.

▶ Bewegen Sie beim Ausatmen den Oberkörper mit geradem Rücken nach vorne, beim Einatmen lassen Sie den Oberkörper seitlich und rückwärts kreisen.

▶ Atmen Sie wieder aus, und lassen Sie jetzt den Oberkörper und die Arme zur anderen Seite und wieder vorwärts kreisen. Die kreisförmige Bewegung sollte von den Hüftgelenken ausgehen, die Lendenwirbelsäule bleibt dabei stabil und aufrecht.

▶ Wiederholen Sie die Übung 5-mal in jede Richtung, und entspannen Sie sich anschließend in der Rückenlage.

Übung 4

▶ Legen Sie sich auf den Rücken, die Arme seitlich neben dem Körper. Stellen Sie ein Bein auf, und legen Sie den Fuß des anderen Beins auf den Oberschenkel des aufgestelltenBeins.

▶ Bewegen Sie jetzt das Knie locker auf und ab, und wiederholen Sie dann die Übung mit dem anderen Bein.

Übung 5

▶ Gehen Sie in den Fersensitz. Die Fußspitzen berühren sich, und die Fersen fallen auseinander, so dass Sie in einer Art Mulde Platz nehmen können. Stützen Sie sich auf beiden Seiten des Körpers mit den Armen ab, und setzen Sie sich zunächst rechts neben Ihre Füße.

▶ Richten Sie den Rücken gerade auf, strecken Sie die Arme zur Decke, und legen Sie dabei die Handflächen aneinander. Wichtig ist, dass das Brustbein gerade nach vorne zeigt.

▶ Beugen Sie sich in dieser aufrechten Haltung mit gestreckten Armen zur linken Seite, und atmen Sie einige Male in die Dehnung hinein.

Trainieren Sie exakt, aber sanft. Vermeiden Sie hastige, ruckartige Bewegungen – lassen Sie sich von Ihrem Gefühl leiten. Schieben Sie Übungen für andere Körperbereiche ein, um die Hüftgelenke nicht allzu stark zu belasten.

▶ Kommen Sie dann zur Mitte zurück, und setzen Sie sich nun links neben Ihre Füße, die Dehnung wird jetzt nach rechts durchgeführt. Wenn Sie diese Übung über einen längeren Zeitraum hin durchgeführt haben, können Sie den Seitenwechsel mit nach oben gestreckten Armen vollziehen. Ein seitliches Abstützen ist dann nicht mehr nötig.

Übungen für den Rücken

Der Rückenmuskulatur sollten Sie besonders viel Aufmerksamkeit widmen. Sie sorgt nicht nur dafür, dass die Bandscheiben nicht übermäßig abgenutzt werden, sondern trägt auch zu einer Straffung des ganzen Körpers bei. Mit Rückenübungen können Sie dem Hohlkreuz mit allen seinen schmerzhaften Begleiterscheinungen genauso entgegenwirken wie einem übermäßigen Rundrücken oder Verspannungen im Nacken- und Schulterbereich.

Übung 1 – Kranich

▶ Stellen Sie sich aufrecht hin, die Knie sind gerade, aber nicht nach hinten durchgedrückt. Lassen Sie die Schultern locker, die Arme hängen entspannt neben dem Körper. Strecken Sie Ihr Kinn so weit wie möglich nach vorne, bis Sie eine starke Spannung im Hals fühlen.
▶ Führen Sie es jetzt nahe ans Brustbein heran, und ziehen Sie es am Brustbein entlang nach oben, bis der Kopf wieder aufgerichtet ist und der Scheitel nach oben zeigt.
▶ Dabei entsteht eine Art Kreisbewegung, die bis in die Brustwirbelsäule hineinwirkt, die Nackenmuskulatur entspannt und den ganzen Rücken aufrichtet.

Übung 2

▶ Setzen Sie sich aufrecht hin, die Beine sind gestreckt. Legen Sie Ihre Hände unter die Sitzknochen, und richten Sie Ihren Rücken auf.
▶ Atmen Sie einige Male tief in den Bauch hinein, und stützen Sie dann die rechte Hand hinter dem Rücken auf.
▶ Stellen Sie jetzt das rechte Bein über das linke, so dass der rechte Fuß an der Außenseite des linken Knies steht.

Die gesamte Muskulatur ist auf Zusammenspiel und Abstimmung angelegt. Erst eine starke Bauch- und Beckenbodenmuskulatur und eine lockere, beschwingte Rückenmuskulatur zusammen sorgen für einen harmonischen Turnusausgleich im Körper.

▶ Drehen Sie nun den Oberkörper und den Kopf nach rechts, so dass Sie über Ihre Schulter nach hinten schauen. Den linken Arm legen Sie an die Außenseite des rechten Beins. Winkeln Sie den Arm an, so dass Unterarm und Hand nach oben zeigen.

▶ Atmen Sie in dieser Haltung einige Male tief ein und aus, kommen Sie langsam zur Ausgangsstellung zurück, und wechseln Sie die Seite.

Übung 3

▶ Gehen Sie in den Vierfüßlerstand, und stellen Sie sich auf die Zehen. Kommen Sie dann mit dem Becken nach oben, bis die Beine durchgestreckt sind und Ihr Körper die Form eines umgedrehten V hat.

▶ Drücken Sie nun die Fersen so weit wie möglich zum Boden, und schieben Sie den Kopf zwischen die Arme.

▶ Diese Übung dehnt die gesamte Rückenmuskulatur, ohne dabei übermäßig viel Spannung auszuüben. Sie können sie also etwas länger halten und dabei tief und regelmäßig atmen.

▶ Kommen Sie dann zurück in den Fersensitz, und legen Sie die Stirn auf den Boden oder auf beide Hände.

Übung 4

▶ Gehen Sie in den Kniestand, setzen Sie sich auf die rechte Ferse, und strecken Sie das linke Bein nach hinten.

▶ Beugen Sie den Oberkörper nach vorne, und stützen Sie sich auf den Ellbogen ab.

▶ Strecken Sie jetzt das linke Bein durch, so dass sich das Knie vom Boden hebt, und zählen Sie bis 10. Der Fußrücken bleibt auf dem Boden und der Oberkörper über den rechten Oberschenkel gebeugt. Kurz entspannen, dann die Übung zur anderen Seite durchführen.

Übung 5 – Kobra

▶ Legen Sie sich auf den Bauch, Stirn und Hände liegen auf dem Boden, die Hände sind nach vorne ausgestreckt. Spannen Sie die Beinmuskulatur an, und pressen Sie das Schambein fest auf den Boden.

▶ Heben Sie dann einatmend langsam den Kopf und den Oberkörper. Beugen Sie den Kopf leicht nach hinten. Kommen Sie so weit nach

Führen Sie alle Rückenübungen kontrolliert und langsam aus. Halten Sie den Kopf immer in Verlängerung des Rumpfs, so vermeiden Sie eine Überstreckung der Wirbelsäule im Nackenbereich. Nicht den Kopf einziehen: Lassen Sie die Schultern in jedem Fall tief unten.

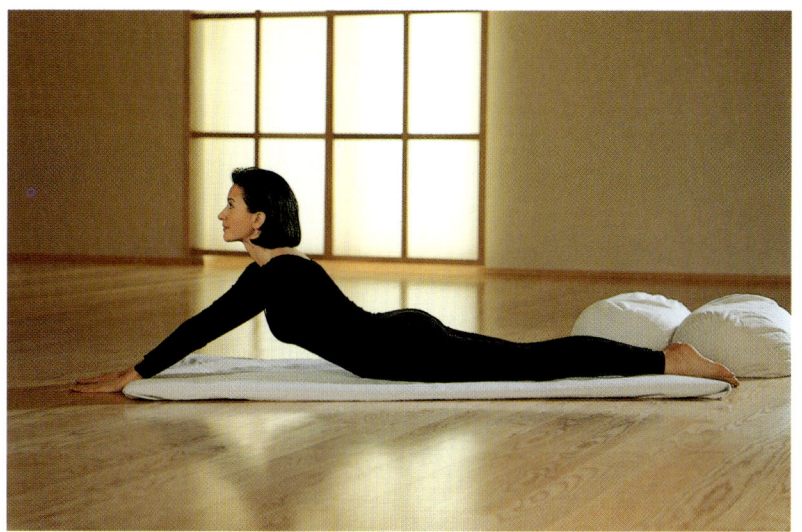

Sie können die »Kobra« variieren, indem Sie die Hände neben die Schultern legen; die angewinkelten Ellbogen sind ganz nahe an den Körper herangezogen. Wenn Sie nun den Oberkörper aufrichten, müssen Sie ihn stärker biegen.

oben, wie Sie können, ohne das Becken zu heben – das Schambein bleibt weiterhin auf den Boden gedrückt. Vermeiden Sie es, die Schultern hochzuziehen: Das Gewicht wird vom Rücken und von den Armen getragen, die Schultern sind entspannt.

▶ Halten Sie diese Stellung so lange, wie es Ihnen noch angenehm ist. Rollen Sie dann ausatmend Wirbel für Wirbel langsam wieder zurück, bis Sie sich wieder in der Ausgangsstellung befinden. Legen Sie den Kopf kurz auf die gekreuzten Arme, und entspannen Sie den ganzen Körper. Lassen Sie die Entspannung auf sich wirken. Anschließend die Übung noch einmal wiederholen.

Übungen für den Bauch

Die Bauchmuskulatur hat ebenfalls eine enge Verbindung zur Becken- und Beckenbodenmuskulatur. Für Frauen ist – besonders nach einer Schwangerschaft – ein Bauchmuskeltraining dringend anzuraten. Wenn das auch nicht bedeutet, dass der Bauch durch Fitnesstraining hart wie ein Brett werden sollte, so hat doch eine gut durchblutete Bauchmuskulatur auch einen wohltuenden Einfluss auf die Aktivität sämtlicher Bauch- und Unterleibsorgane. Sowohl eine zu schlaffe wie

Die geraden und schrägen Bauchmuskeln spielen für die Stützung des Körpers eine wichtige Rolle. Wenn sie zu schlaff sind, müssen die Bandscheiben für Ausgleich sorgen, und ein Teil des Drucks wird auf den Beckenboden abgeleitet.

auch eine verspannte Bauchmuskulatur wirken sich u. a. hemmend auf die Darmtätigkeit aus. Die Bauchmuskulatur ist besonders wichtig für eine aufrechte Körperhaltung und bietet zudem – wenn sie gut trainiert ist – wirksamen Schutz vor Rückenleiden.

Übung 1

▶ Legen Sie sich auf den Rücken, die Beine sind angewinkelt und leicht gegrätscht, die Fußsohlen pressen Sie gegen eine Wand.

▶ Legen Sie jetzt die rechte Hand auf die linke Schulter und die linke Hand auf die rechte.

▶ Heben Sie beim Ausatmen den Kopf und den Oberkörper gerade nach oben und halten die Spannung ein paar Sekunden lang. Beim Einatmen entspannen Sie wieder. Spüren Sie kurz nach.

▶ Dann heben Sie den Oberkörper beim Ausatmen zum rechten Knie, halten die Stellung einen Moment lang und legen ihn wieder ab. Das Gleiche machen Sie in Richtung des linken Knies. Wiederholen Sie die Übung mehrmals, und steigern Sie sich langsam.

Übung 2

▶ Gehen Sie mit aufgestützten Händen in den Kniestand. Die Knie sind etwa hüftbreit auseinander.

▶ Strecken Sie einatmend den rechten Arm nach vorne und das linke Bein nach hinten, verharren Sie ein paar Atemzüge lang in dieser Stellung, und kommen Sie dann ausatmend wieder in den Kniestand.

▶ Wechseln Sie dann den Arm und das Bein, und wiederholen Sie die Übung 2- bis 3-mal.

Übung 3

▶ Gehen Sie mit aufgestützten Händen in den Kniestand. Die Knie sind etwa hüftbreit auseinander.

▶ Strecken Sie einatmend das rechte Bein nach hinten; der Kopf bildet dabei die Verlängerung der Wirbelsäule. Bringen Sie ausatmend Stirn und rechtes Knie zueinander.

▶ Wechseln Sie dann das Bein, und wiederholen Sie die Übung 2- bis 3-mal. Entspannen Sie sich in der Rückenlage.

Achten Sie bei den Bauchübungen darauf, den Kopf gerade zu halten. Das Kinn sollte immer eine Hand breit vom Brustbein entfernt sein. Atmen Sie aus, während Sie die Muskeln anspannen, und atmen Sie bei der Entspannung ein.

Übung 4

▶ Legen Sie sich auf den Rücken, und winkeln Sie die Beine an. Die Fersen sind aufgestellt, die Zehen werden in Richtung Körper gezogen.
▶ Strecken Sie die Arme nach vorne, und heben Sie den Kopf. Halten Sie die Spannung ein paar Atemzüge lang. Dann rollen Sie langsam Wirbel für Wirbel wieder ab und legen die Arme neben den Körper. Erst zum Schluss kommt der Kopf wieder zurück auf die Unterlage.

Übungen für die Oberschenkel

Vor allem die innere Oberschenkelmuskulatur steht in direktem Zusammenhang mit der Beckenbodenmuskulatur. Ein Training in diesem Bereich wirkt sich auch sehr positiv auf den Beckenboden aus.

Übung 1

▶ Stellen Sie sich aufrecht hin, die Arme hängen locker herab, der Kopf ist aufgerichtet.
▶ Machen Sie große Schritte nach rückwärts, indem Sie zuerst die Zehen aufsetzen und dann langsam den Fuß bis zur Ferse abrollen. Gehen Sie in dieser Weise etwa 10 Kreise pro Tag. Sie werden merken, wie sich die rückwärtige Oberschenkelmuskulatur sanft dehnt.

Übung 2

▶ Stellen Sie sich in die Grätsche. Breiten Sie die Arme zur Seite aus, und beugen Sie das rechte Knie so weit wie möglich. Dazu müssen Sie die Oberschenkelmuskulatur gut anspannen.
▶ Beugen Sie sich mit der linken Hand zur rechten Seite, indem Sie den Arm in einer bogenförmigen Bewegung über den Kopf führen. Stützen Sie die rechte Hand an der Außenseite des rechten Fußes auf dem Boden ab. Den Kopf drehen Sie so, dass Sie zur linken Hand nach oben schauen können.
▶ Halten Sie diese Stellung einige Sekunden lang. Wichtig ist, dass die Oberschenkelmuskulatur gut angespannt bleibt und die aufgestützte Hand nur eine kleine Unterstützung gibt. Langsam und mit geradem Rücken aufrichten und die Übung zur anderen Seite wiederholen.

Halten Sie bei allen Beinübungen den Rücken gerade und die Bauchmuskulatur angespannt. Führen Sie alle Übungen langsam und kontrolliert aus. Der Kopf sollte stets in Verlängerung der Wirbelsäule bleiben.

Bei der Übung 3 richten Sie sich normalerweise auf, indem Sie den Rücken Wirbel für Wirbel nach oben rollen. Wenn Ihre Bandscheiben gesund und belastbar sind, können Sie den gerade gehaltenen Rücken taschenmesserartig aufklappen.

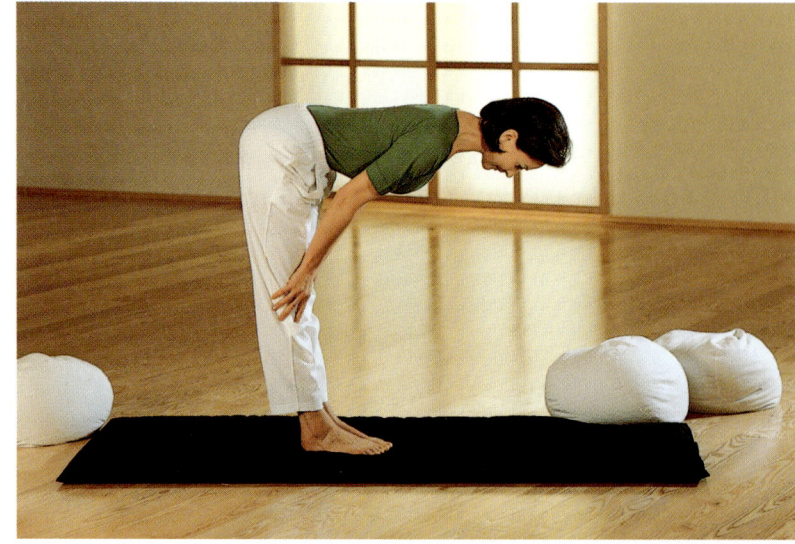

Übung 3

▶ Stellen Sie sich aufrecht hin, die Füße und Knie sind nahe zusammen, die Arme hängen locker herab.

▶ Strecken Sie die Arme nach oben, verhaken Sie beide Daumen ineinander, dehnen Sie sich beim Einatmen noch etwas weiter nach oben, und kommen Sie beim Ausatmen mit geradem Rücken so weit nach unten, bis Ihre Hände zum Boden zeigen.

▶ Umfassen Sie Ihre Knöchel mit beiden Händen, und bewegen Sie den Oberkörper in Richtung Oberschenkel. Achten Sie darauf, dass der Kopf in der Verlängerung der Wirbelsäule bleibt.

▶ Halten Sie diese Stellung ein paar Atemzüge lang, winkeln Sie dann die Beine an, und kommen Sie wieder nach oben.

Bei diesen Übungen müssen Sie in der Regel mit besonderem Widerstand in Form einer angespannten Muskulatur rechnen. Auch hier gilt als oberstes Gebot: Geduld und Ausdauer.

Übung 4

▶ Gehen Sie in die Hocke, und legen Sie die Hände seitlich unter die Fußsohlen. Atmen Sie tief ein, und heben Sie, während Sie ausatmen, das Becken. Strecken Sie dabei die Beine, so weit es Ihnen möglich ist.

▶ Gehen Sie beim Einatmen wieder in die Hocke zurück. Wiederholen Sie die Übung 5-mal, und steigern Sie sich langsam.

Atemübungen

Übung 1

▶ Legen Sie sich auf den Bauch, die Stirn liegt auf dem Boden. Winkeln Sie die Beine an, so dass die Fußsohlen nach oben zeigen, und umfassen Sie die Knöchel mit den Händen. Sollte Ihnen das nicht möglich sein, legen Sie ein Band oder einen Gürtel um die Füße, und ziehen Sie damit die Füße so nahe wie möglich an das Gesäß heran.

▶ Atmen Sie mindestens 10-mal tief aus und ein. Ziehen Sie jeweils beim Einatmen den Beckenboden in der Mitte zusammen und nach innen, beim Ausatmen lockern Sie die Spannung wieder. Versuchen Sie, den Druck des Schambeins auf den Boden deutlich zu spüren.

▶ Lassen Sie dann die Beine wieder herab sinken, legen Sie den Kopf bequem zur Seite, und spüren Sie nach.

Übung 2

▶ Legen Sie sich in entspannter Rückenlage auf den Boden, und legen Sie die Hände auf den Bauch. Lassen Sie den Atem ganz bewusst in den Bauch einströmen, Brustkorb und Schlüsselbeinbereich bleiben dabei so bewegungslos wie möglich.

▶ Atmen Sie dann mit einem »Sss«-Ton aus, bis Sie das Gefühl haben, dass alle Luft aus Ihrem Bauch entwichen ist. Entspannen Sie dann die Bauchmuskulatur, und atmen Sie wieder ein.

▶ Wenn Ihnen diese Bewegung vertraut ist, beginnen Sie damit, beim Einatmen die Beckenbodenmuskulatur in der Mitte zusammen und nach innen zu ziehen.

▶ Vermeiden Sie es, dabei in den Brustkorb auszuweichen oder die Gesäßmuskulatur anzuspannen.

Übung 3

Diese Übung sollte nur mit nüchternem Magen und mit entleertem Darm bzw. entleerter Blase durchgeführt werden. Sie wirkt ausgezeichnet gegen alle Senkungsbeschwerden der Eingeweide. Außerdem verbessert sie die Durchblutung des gesamten Bauchraums, fördert die Verdauung und wirkt vorbeugend gegen Verstopfung.

Atemübungen haben einen positiven Effekt auf das Herz- und Nervensystem. Grundsätzlich gilt, dass vertieftes Einatmen energetisierend, vertieftes Ausatmen dagegen beruhigend wirkt.

▶ Stellen Sie sich aufrecht hin, die Beine sind hüftbreit auseinander. Beugen Sie dann die Knie so weit, bis Sie sich in einer Art Hockhaltung befinden.

▶ Atmen Sie ein paarmal ruhig aus und ein, stoßen Sie dann die Luft mit einem »Ha«-Laut kräftig aus, während Sie sich mit den Händen auf den Oberschenkeln abstützen.

▶ Nachdem Sie vollständig ausgeatmet haben, pressen Sie die Zunge gegen den Gaumen, heben das Brustbein etwas an und ziehen den Bauch ein.

▶ Ziehen Sie den Bauch ohne zu atmen weiter nach oben und innen. Spannen Sie dabei die Bauchmuskulatur nicht an. Halten Sie den Kopf gerade, so dass Sie nach vorne schauen.

▶ Sie werden durch das Vakuum in der Lunge ein starkes Ziehen im Hals spüren. Entspannen Sie sich mit einem langsamen Einatmen, und atmen Sie ein paar Atemzüge lang normal weiter.

▶ Wiederholen Sie die Übung noch einmal, und ziehen Sie diesmal außer den Baucheingeweiden auch den Beckenboden ein, indem Sie den Afterringmuskel anspannen und nach innen ziehen.

▶ Unterstützen Sie diese Bewegung noch mit der Vorstellung, dass Unterleibsorgane wie die Gebärmutter und die Blase durch die Sogwirkung nach oben gezogen werden.

Übung 4 – Kleiner Energiekreislauf

▶ Stellen Sie sich einen Energiestrom vor, der Ihren Körper durchfließt und Ihre Vitalität steigert. Legen Sie die Zungenspitze an den oberen Gaumen hinter die Schneidezähne – so wird eine Unterbrechung der Zirkulation vermieden.

▶ Rufen Sie sich die Wirbelsäule mit ihren sieben Energiezentren (siehe Seite 88) vor das innere Auge. Visualisieren Sie dann eine Verbindungslinie, die über die Schädelrückseite nach oben zum Scheitel und durch das Gehirn wieder nach unten reicht, über den Hals und die Vorderseite des Körpers hinunter bis zum Beckenboden verläuft und sich über das Steißbein und den Rücken wieder dem Kopf nähert.

▶ Stellen Sie sich beim Einatmen vor, wie ein leuchtender Kraftstrom seinen Weg an der Wirbelsäule entlang bis zum Scheitel nimmt. Sehen

Nehmen Sie sich mindestens einmal täglich die Zeit, bewusst zu atmen. Spüren Sie, wie neue Energie durch Ihren Körper fließt. Träumen Sie sich in eine andere Welt hinein, und genießen Sie die Ruhe und Harmonie.

Sie beim Ausatmen vor Ihrem inneren Auge, wie dieser leuchtende Kraftstrom auf der Brustseite durch die Energiezentren wieder zum Beckenboden hinunterströmt und alles durchflutet.

▶ Immer, wenn Sie hier am Ende des Rückgrats angelangt sind, beginnen Sie wieder von neuem und lassen sich von Ihrem Atem in großem Bogen hinauf und hinunter tragen.

▶ Sie können die Übung auch mit Affirmationen wie: »Gesundheit, Vitalität und Ordnung« oder »Mein ganzes Nervensystem ist voller Lebenskraft« unterstützen.

▶ Zum Abschluss der Übung massieren Sie 14-mal kreisförmig Ihren Bauch gegen den Uhrzeigersinn.

Übung 5 – Bewusstseinsübung für das untere Dan Tien

Das untere Dan Tien bezeichnet in der Qi-Gong-Lehre das Hauptenergiezentrum des Unterbauchs. Es liegt eine Hand breit unter dem Nabel und wird auch als »Loch ohne Boden« betitelt, da es unbegrenzt »Qi« – die universelle Lebenskraft – speichert. Das untere Dan Tien steht in Verbindung mit Blase, Nieren, Gebärmutter und Eierstöcken.

▶ Stellen Sie sich aufrecht hin. Versuchen Sie, innerlich zur Ruhe zu kommen und sich zu entspannen.

▶ Krallen Sie die Zehen kurz in den Boden, und lassen Sie sie wieder locker. Entspannen Sie sich im Bereich zwischen den Augenbrauen, und stellen Sie sich vor, wie sich ein Lächeln von Ihrem Gesicht nach innen ausbreitet. Das sorgt für eine positive Grundstimmung.

▶ Richten Sie jetzt Ihre Aufmerksamkeit auf das untere Dan Tien, und visualisieren Sie, wie es sich langsam ausweitet und wieder zusammenzieht. Versuchen Sie, diese innere Bewegung zu verfolgen.

Variante

▶ Konzentrieren Sie Ihre Aufmerksamkeit, wie oben beschrieben, auf das untere Dan Tien.

▶ Sammeln Sie Speichel im Mund, schlucken Sie ihn hinunter, und stellen Sie sich vor, wie er das untere Dan Tien erreicht.

▶ Machen Sie 18 Atemzüge, wobei Sie mit Ihrer Vorstellung immer im unteren Dan Tien bleiben. Wiederholen Sie die Übung einige Male.

Schon die alten Chinesen wussten, dass die Gesundheit von einem ungehinderten Fluss des Atems durch den Körper abhängt. Blockaden müssen gelöst werden, damit sich Wohlbefinden einstellen kann.

Wochenprogramm

Um sich Ihren Beckenboden bewusst zu machen, sollten Sie jeden Tag ergänzend zu den Übungen Folgendes tun:

▶ Halten Sie mehrmals täglich während des Wasserlassens den Harnstrahl zurück.

▶ Spannen Sie mehrmals den ringförmigen Aftermuskel an, ziehen Sie ihn zusammen, und lassen Sie wieder los.

▶ Spannen Sie, während Sie aufrecht sitzen, die Beckenbodenmuskulatur kurz an, und ziehen Sie sie kräftig nach innen.

▶ Beginnen Sie den Tag mit einem Apfelessigdrink: Geben Sie 1 Esslöffel Apfelessig und 1 Teelöffel Honig in ein Glas lauwarmes Wasser, und trinken Sie es schluckweise.

▶ Trinken Sie dann über den Tag verteilt etwa 3 bis 4 Tassen Zinnkrauttee (Rezept siehe Seite 17).

Bei diesem Programm wird von einer Übungsdauer von täglich 15 bis 30 Minuten ausgegangen – je nachdem, wie lange Sie eine Position halten können. Die Seitenangaben verweisen auf die detaillierten Beschreibungen im vorderen Teil des Buchs.

Übungen

Erster Tag

▶ Hüftkreisen und dabei ein »O« tönen (Übung 1, Seite 59)
▶ Im aufrechten Stand abwechselnd Zehen und Fersen in den Boden drücken (Übung 4, Seite 60)
▶ Im Sitzen das Becken vor und zurück kippen (Übung 4, Seite 42)

Zweiter Tag

▶ Im Sitzen das Gewicht nacheinander auf Steißbein, Schambein und die beiden Sitzbeinhöcker verlagern (Übung 5, Seite 43)
▶ Im Vierfüßlerstand den Rücken nach oben wölben und den Beckenboden anspannen (Übung 1, Seite 65)
▶ Aus dem Vierfüßlerstand den Oberkörper beugen, die Arme lang strecken und den Beckenboden anspannen (Übung 2/1, Seite 65)

Dritter Tag

▶ Im aufrechten Stand von den Fersen bis zu den Handwurzeln dehnen und dabei den Beckenboden anspannen (Übung 7, Seite 63)

▶ Auf einem Hocker sitzend den Beckenboden anspannen und die Beine hochziehen (Übung 6, Seite 44)
▶ Aus dem Vierfüßlerstand mit geradem Rücken zum umgekehrten V kommen (Übung 2/3, Seite 66)

Vierter Tag

▶ Aufrecht stehend mit gestreckten Armen den Oberkörper nach beiden Seiten dehnen (Übung 6/1, Seite 61)
▶ Vom Fersensitz in den Kniestand kommen und dabei die Beckenbodenmuskulatur anspannen (Übung 13, Seite 47)
▶ Aufrecht sitzen, die Fußsohlen aneinander legen und die Knie nach außen fallen lassen (Übung 14, Seite 47)

Fünfter Tag

▶ In Rückenlage abwechselnd die rechte und linke Ferse nach unten schieben (Übung 7, Seite 50)
▶ Auf dem Boden liegend die überkreuzten Beine an einer Wand nach oben strecken (Übung 9, Seite 51)
▶ In Rückenlage die angewinkelten Beine nach rechts und links legen (Übung 12/1, Seite 53)

Sechster Tag

▶ Auf der rechten Seite liegend das linke Bein anwinkeln, die Hand auf dem Beckenboden halten und ein »O« tönen (Übung 5, Seite 49)
▶ Mit hochgezogenen Knien und angespannter Beckenbodenmuskulatur auf dem Rücken herumrollen (Übung 10, Seite 51)
▶ Auf dem Boden sitzend Arme und Beine nach vorne bzw. oben strecken, den Beckenboden anspannen (Übung 10, Seite 46)

Siebter Tag

▶ Aufrecht stehend mit gegrätschten Beinen in die Hocke gehen und aufrichten, die Hände formen ein Dreieck (Übung 3, Seite 60)
▶ Auf dem Rücken liegend das Schambein nabelwärts ziehen, die Beckenbodenmuskulatur anspannen (Übung 1, Seite 48)
▶ Aus der Rückenlage in die halbe Kerze kommen (Übung 13/1, Seite 54)

Versuchen Sie, das Trainingsprogramm über einen längeren Zeitraum konsequent durchzuhalten. Um Muskeln aufzubauen, muss man schon etwas Geduld an den Tag legen. Der Muskelabbau vollzieht sich hingegen sehr schnell.

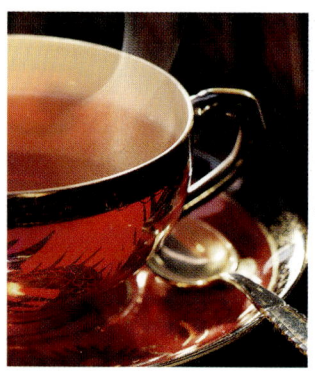

Der Körper braucht Phasen der Entspannung, um sich zu regenerieren. Welcher Methode man sich dazu bedient, bleibt jedem selbst überlassen.

Im Berufsleben oder bei der Hausarbeit gibt es viele Situationen, die den Beckenboden belasten. Das lässt sich leicht vermeiden, wenn man in die gewohnten Abläufe neue Verhaltensmuster integriert.

Was man außerdem noch tun kann

Das A und O – Bewegung

Um reibungslos zu funktionieren, ist unser Körper auf Bewegung angewiesen. Die Muskeln müssen gedehnt und durchblutet werden, Herz und Kreislauf benötigen Anregung, die Sauerstoffversorgung jeder einzelnen Zelle muss gewährleistet sein. Ihr Bewegungsspektrum sollte so vielseitig wie möglich sein, denn Yoga beispielsweise wirkt durch seine Dehnübungen und fast statischen Phasen anders als Rad fahren oder Laufen. Die Beckenbodenmuskulatur kann von allen Bewegungsarten profitieren, und umgekehrt werden durch Beckenbodenbewusstsein alle Bewegungen zentrierter, kraftvoller und geschmeidiger.

Gerade bei älteren Menschen spielt Bewegung eine wichtige Rolle, denn im Alter nimmt die Muskelmasse zugunsten der Fettmasse ab. Dadurch sinkt wiederum die Lust an der Bewegung und der Teufelskreis wird fortgesetzt. Regelmäßige Bewegung stärkt auch das Immunsystem und wirkt harmonisierend auf die Psyche. Wichtig ist, dass Sie eine Sportart finden, die Ihnen wirklich Spaß macht.

Beckenbodenbewusstsein im Alltag

Versuchen Sie, Ihren Beckenboden ganz bewusst in den Alltag zu integrieren. Nur so können Sie eingefleischte Bewegungsmuster verändern. Machen Sie den Anfang, indem Sie immer wieder darauf achten, wie Sie gerade sitzen, stehen, gehen oder eine Last tragen. Korrigieren Sie falsche Haltungen, und nehmen Sie wahr, wie Sie sich dabei fühlen. Die neue Haltung wird vom Gehirn mit dem Zusatz »wohltuend« gespeichert. Erfahrungsgemäß bringt das mehr als alle guten Vorsätze, die Sie während einer wöchentlichen Übungsstunde fassen.

Kleine Übungen für zwischendurch

Übung 1

▶ Atmen Sie einige Male mit leicht geöffnetem Mund tief aus und ein. Stellen Sie sich eine Verbindung zwischen Mund und Beckenboden vor (denken Sie an die Bezeichnung »Muttermund«). Visualisieren Sie beispielsweise in Ihrem Inneren ein hohles Bambusrohr, durch das der Atem vom Beckenboden bis zum Mund auf- und absteigen kann.

▶ Ziehen Sie beim Einatmen die Beckenbodenmuskulatur zusammen und nach innen, ohne dabei die Hals-, Nacken- oder Schultermuskulatur anzuspannen.

Übung 2

▶ Stellen Sie sich mit geradem Rücken hin, und strecken Sie die Arme und Hände zur Decke.

▶ Gehen Sie nun auf den Zehenspitzen, und ziehen Sie bei jedem Schritt abwechselnd eine Hüfte weit nach oben.

▶ Verbinden Sie diese Übung mit der Vorstellung, dass Sie gleichzeitig die Beckenbodenmuskulatur mit nach oben ziehen. Beschreiben Sie auf diese Weise einen Kreis in jede Richtung.

Übung 3

▶ Wählen Sie so oft wie möglich eine harte, ungepolsterte Sitzgelegenheit ohne Rückenlehne.

▶ Nehmen Sie beim Sitzen Ihren Beckenboden bewusst wahr. Spannen Sie jeweils unterschiedliche Bereiche Ihrer Muskulatur an. Halten Sie kurz die Spannung, und lockern Sie sie dann wieder.

Übung 4

▶ Ziehen Sie unter dem Tisch für einen Moment Ihre Schuhe aus, und pressen Sie die Fersen fest auf den Boden.

▶ Spüren Sie die Verbindung zwischen den Fersen und Ihrem Becken, und lassen Sie wieder locker. Wenn Sie darüber hinaus noch Zeit und Gelegenheit haben, massieren Sie die dem Becken zugeordneten Reflexzonen an den Fußknöcheln (siehe Seite 22).

Der Alltag bietet immer wieder Gelegenheit, kleine Übungen durchzuführen – ohne großen Aufwand und so, dass niemand etwas davon bemerkt. Nehmen Sie sich die Zeit, nach der Übung wahrzunehmen, wie sich Ihr Körpergefühl verändert hat.

Übung 5

▶ Stehen Sie aufrecht, die Beine hüftbreit auseinander, und lassen Sie die Arme locker hängen.

▶ Beschreiben Sie jetzt einen Kreis in jede Richtung, indem Sie ausschließlich auf den Fersen gehen, die Fußspitzen sind zum Körper herangezogen. Spüren Sie, welche Wirkung diese Fußhaltung auf Ihren Beckenboden hat.

Schwere Lasten vermeiden

Achten Sie darauf, nicht zu schwer zu heben. Gehen Sie lieber mehrmals, wenn Sie viel zu tragen haben. Wenn es sich jedoch gar nicht umgehen lässt, konzentrieren Sie sich, bevor Sie losgehen, einen Moment auf die Füße, die fest und sicher auf dem Boden stehen, auf die Beine und schließlich auf das Becken – die Basis, auf der der übrige Körper ruht. Stellen Sie durch eine kurze Anspannung der Beckenbodenmuskulatur einen guten Tonus her. Sie werden sehen, dass Ihnen aus dieser Zentrierung heraus jede Arbeit leichter fällt.

So häufig wie möglich barfuß gehen

Nutzen Sie jede Gelegenheit, um barfuß zu gehen, vor allem im taunassen Gras, im Sand oder auf feinen Kieselsteinen. Besonders wenn Sie auf spitzen Steinen gehen, werden Sie den direkten Bezug zum Beckenboden in Form eines belebenden Gefühls sofort spüren.

Die optimale Körperhaltung

Richtig stehen

Betrachten Sie sich in einem Ganzkörperspiegel, und versuchen Sie, so viele Details Ihres Körpers wie möglich wahrzunehmen. Wenn Sie körpergerecht stehen, sollten Ihre Füße parallel sein, d.h. die Fußspitzen sollten weder nach innen noch nach außen zeigen. Versuchen Sie sich vorzustellen, dass jeder Fuß drei stabile Kontaktpunkte zum Becken hat: die Ferse und die Ballen des großen und kleinen Zehs. Wenn das

Auch die falsche Bekleidung kann dem Beckenboden schaden: Meiden Sie Röcke und Hosen mit einem zu engen Taillenbund, weil dieser beim Sitzen den Abwärtsdruck im Bauchraum unterstützt.

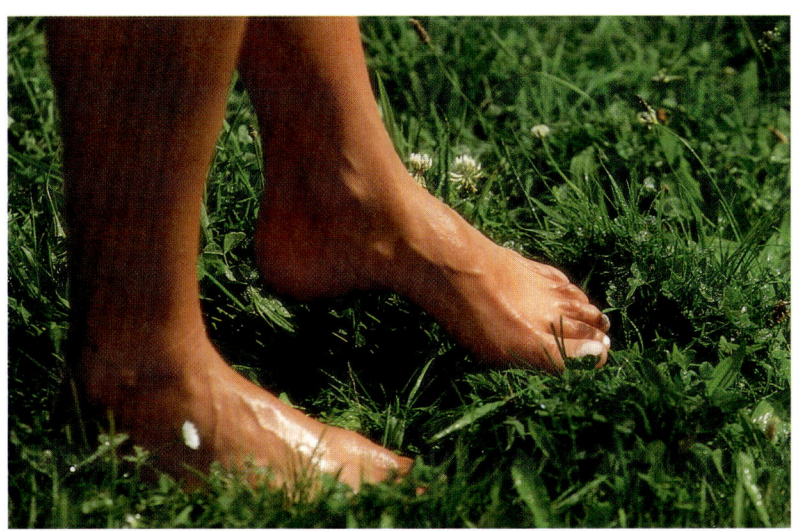

Häufiges Barfußgehen stärkt nicht nur die Fußmuskulatur, es stimuliert über die Reflexzonen auch die inneren Organe. Besonders wirksam ist das Tautreten, das darüber hinaus noch einen abwehrstärkenden Effekt hat.

Gewicht gleichmäßig auf diesen drei Punkten ruht, ist der Fuß optimal belastet. Weiterhin sollten Füße, Knie, Becken und Schultern möglichst von unten nach oben eine Linie bilden. Der Kopf »thront« auf der Wirbelsäule, er wird durch Muskelkraft getragen und hängt nicht herab. Versuchen Sie zu spüren, ob sich Ihre Muskulatur in einem guten Spannungszustand befindet. Besonders wichtig ist, dass Sie ein Hohlkreuz vermeiden, indem Sie die Knie nicht nach hinten durchstrecken und das Becken frei und beweglich bleibt. Ziehen Sie Ihren Bauch nicht dauernd ein, denn dadurch kommt es zu einer chronischen Verspannung der Bauch- und Beckenmuskulatur und in der Folge beispielsweise zu Kopfschmerzen.

Die Wirbelsäule entlasten

Wenn Sie gezwungen sind, längere Zeit zu stehen, denken Sie daran, die Wirbelsäule zwischendurch immer wieder zu entlasten:
▶ Lehnen Sie sich kurz an eine Wand, oder versuchen Sie, sich irgendwo aufzustützen.
▶ Treten Sie von einem Bein auf das andere – das entlastet die Gelenke und verbessert die Blutzirkulation.

Die Körperhaltung spiegelt oft auch die Persönlichkeit eines Menschen wieder: Durch eine Stärkung des Selbstbewusstseins und eine optimistischere Lebenseinstellung kann man sie positiv beeinflussen.

▶ Suchen Sie sich eine Kiste, oder stapeln Sie notfalls ein paar Bücher aufeinander, und stellen Sie abwechselnd das linke und das rechte Bein darauf. Variieren Sie die Höhe, und beachten Sie die unterschiedliche Wirkung auf Ihre Hüftgelenke.

▶ Strecken Sie zwischendurch beide Arme nach oben, und greifen Sie abwechselnd mit der linken und rechten Hand in die Luft, so als ob Sie Kirschen von einem Baum pflücken wollten.

▶ Gehen Sie zwischendurch immer wieder ein paar Schritte auf den Zehenspitzen vorwärts und rückwärts. Achten Sie dabei auf Ihr Beckenbodengefühl, und spannen Sie die Muskulatur in diesem Bereich ein paarmal kräftig an.

▶ Gehen Sie ein paar Schritte nur auf den Fersen, ziehen Sie die Fußspitzen kräftig in Richtung Körper, und spannen Sie die Beckenbodenmuskulatur dabei an.

▶ Verrichten Sie stehende Tätigkeiten wie Geschirrspülen, Bügeln und Wickeln in Schrittstellung. Verlagern Sie das Gewicht auf den vorderen Fuß. Wenn Sie sich vorbeugen müssen, können Sie das Standbein leicht beugen. Das hintere Bein sollte jedoch gestreckt bleiben.

Richtig sitzen

Ähnliches wie für das Stehen gilt auch für das richtige Sitzen. Der Rücken sollte möglichst gerade aufgerichtet sein. Das Gewicht des Körpers ruht auf den Sitzbeinknochen und nicht auf dem Steißbein bzw. auf der Lendenwirbelsäule. Achten Sie vor allem bei langen Autofahrten darauf, dass die untere Lendenwirbelsäule nicht allzu sehr belastet wird. Je stärker die Beckenbodenmuskulatur ist, umso besser wird Ihnen dieser Bereich als Sitzbasis dienen, und die Wirbelsäule kann sich frei aufrichten, ohne dabei andere Muskeln zu verspannen.

Vermeiden Sie es, allzu lange mit übereinander geschlagenen Beinen zu sitzen. In dieser Haltung werden die unteren Bauchorgane zusammengepresst, wodurch es zu einem verstärkten Druck auf die Beckenorgane und den Beckenboden kommt. Falsches Sitzen strapaziert aber nicht nur die Beckenbodenmuskulatur, es stört auch die Durchblutung der Beine und begünstigt Venenprobleme.

Der ideale Stuhl hat eine harte Sitzfläche und eine flexible Rückenlehne, die sich der Anatomie der Wirbelsäule anpasst. Der Sitz sollte individuell verstellbar sein, so dass die Füße sicher auf dem Boden stehen und die Oberschenkel von den Hüften zu den Knien eine gerade Linie bilden.

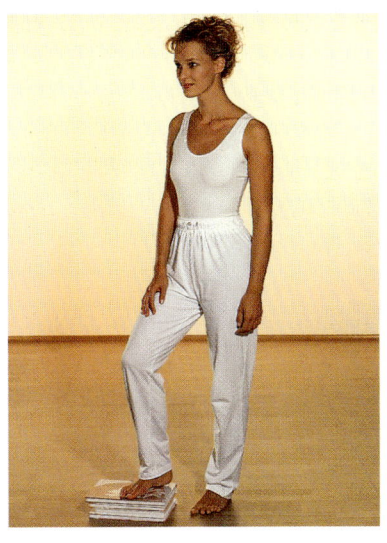 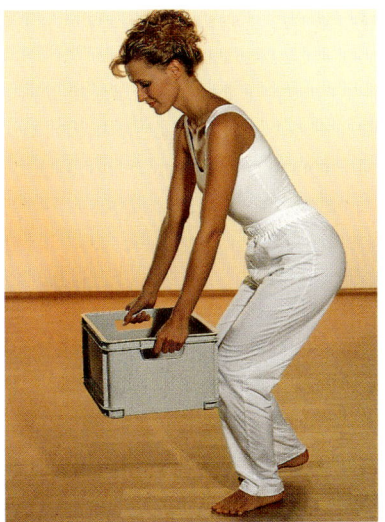

Denken Sie im Alltag daran, die Wirbelsäule zu entlasten: Stapeln Sie ein paar Bücher aufeinander, und stellen Sie abwechselnd das linke und das rechte Bein darauf. Beim Hochheben von Lasten gilt: Wie auch immer Sie nach unten kommen – der Rücken muss dabei gerade bleiben.

Richtig heben

Heben Sie möglichst nichts mit durchgestreckten Beinen aus dem Rücken heraus, sondern gehen Sie mit geradem Rücken in die Knie und stehen auch genauso wieder auf. Stützen Sie besonders schwere Gewichte zunächst auf den Oberschenkeln ab, pressen Sie sie mit den Armen an den Oberkörper, und erheben Sie sich dann langsam. Wenn Sie ein Baby oder Kleinkind aus dem Bettchen heben wollen, gehen Sie in die Schrittstellung, das vordere Bein ist dabei leicht gebeugt und das hintere gestreckt. Tragen Sie es dann möglichst dicht am Oberkörper. Tragen Sie grundsätzlich alle Gewichte so hoch und so dicht wie möglich am Körper. Alles, was Sie weit von sich entfernt und unten tragen, belastet den Rücken und den Beckenboden.

Tragen Sie Einkaufstaschen, Körbe, Putzeimer u. Ä. mit leicht nach hinten gestreckten Armen. Halten Sie die Arme hinter der Körperachse und den Hüftgelenken: So vermeiden Sie es, in den Rundrücken zu fallen, Ihre Körperhaltung ist gerade, und der Beckenboden behält seine Spannkraft. Wenn Sie leichtere Gegenstände mit einer Hand tragen, lassen Sie den freien Arm bewusst locker vor und zurück schwingen, die Muskulatur bleibt dadurch entspannt.

Gehen Sie lieber zweimal, statt sich mit zu schweren Lasten bei nur einem Gang abzuschleppen. Spannen Sie beim Hochheben und Abstellen den Bauch und den Beckenboden an. Bitten Sie ruhig jemanden um Hilfe, wenn eine Last zu schwer für Sie ist.

Beckenboden und Chakraenergie

Das Wort »Chakra« kommt aus der altindischen Sprache Sanskrit und bedeutet Rad. Es kann auch mit »Energiewirbel« oder »Kraftzentrum« übersetzt werden. Entlang der Körpermittellinie sind sieben dieser Kraftzentren angeordnet. Jedes Chakra steht mit einer Drüse, mit bestimmten Organen und Körpergeweben und mit verschiedenen Emotionen oder psychologischen Funktionen in Beziehung. Außerdem gibt es wichtige Nebenchakren in den Handflächen und an den Füßen. Die Chakren nehmen als Schaltstellen »Prana«, die universelle Energie, aus der Außenwelt auf und leiten sie durch 72 000 feinste Kanäle (»Nadis«) in den Körper – bzw. in den feinstofflichen Körper, der gemäß der Yogaphilosophie den physischen Körper umgibt. Die drei Hauptkanäle verlaufen entlang der Wirbelsäule, in der Mitte die »sushumna«, links »ida« (die weibliche oder Yin-Energie), rechts »pingala« (die männliche oder Yang-Energie). Jedes Chakra ist einem charakteristischen Aspekt des Lebens zugeordnet. Die Vorstellung von der universellen Prana-Energie geht dabei weit über das hinaus, was wir mit Atem bezeichnen. Sie entspricht am ehesten der von den Chinesen angenommenen Qi-Energie.

Die indische Ayurveda-Medizin führt gesundheitliche Probleme auf eine Störung der Chakren zurück. Dabei handelt es sich um sieben Punkte des Körpers, die durch ein Energiegeflecht miteinander verbunden sind.

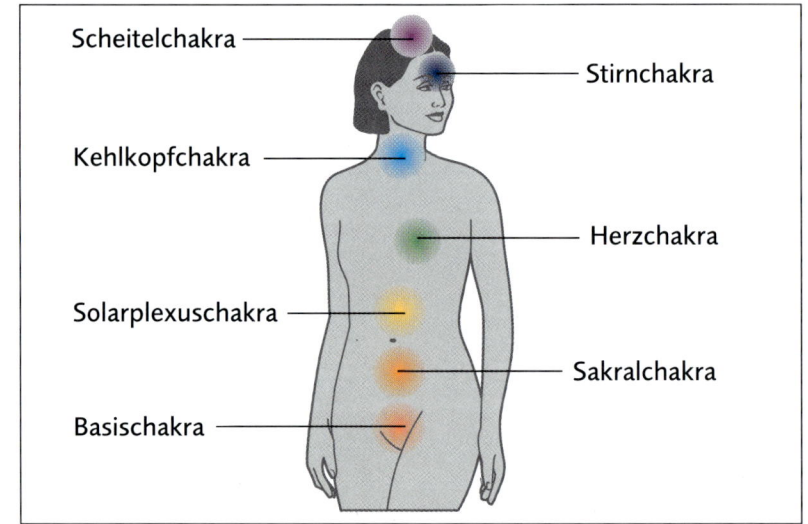

Scheitelchakra

Stirnchakra

Kehlkopfchakra

Herzchakra

Solarplexuschakra

Sakralchakra

Basischakra

Die sieben Chakren liegen auf einer Linie vom Steißbein bis zum Scheitel. Das unterste Chakra öffnet sich nach unten, das oberste nach oben, alle weiteren öffnen sich nach vorne.

Für einen ungehinderten Energiefluss sorgen

Die Chakren drehen sich, bringen Energie in den Körper und stehen auch untereinander in harmonischer Verbindung. Beim gesunden Menschen sollte jedes Chakra frei und durchlässig sein, so dass die Energie ungehindert durch die feinen Kanäle fließen kann. Sind diese Räder blockiert, ist körperliche Krankheit die Folge.

Die Chakren stehen nicht nur in enger Beziehung zu bestimmten Organen und Geweben des Körpers. In der Chakralehre geht man vor allem auch davon aus, dass jedes Chakra eine bestimmte Drüse mit Energie versorgt. Ist der Energiefluss gestört, kommt es über kurz oder lang zu Störungen im Drüsensystem sowie in zahlreichen Organen und Geweben des Körpers.

Durch Farben harmonisieren

Bei der Behandlung bzw. Harmonisierung der Chakren spielen von jeher Farben eine wichtige Rolle. Da man sich die Chakren als rotierende Krafträder vorstellt, durch die Energie aufgenommen und transformiert wird, liegt es nahe, mit den Schwingungen von Farben auf diese Zentren einzuwirken.

Das Licht hat von jeher große Bedeutung für den Menschen. Ohne Licht können wir nicht existieren. Das Sonnenlicht setzt sich aus Lichtschwingungen in verschiedenen Farbbereichen zusammen. Schickt man einen Lichtstrahl durch ein Prisma, wird er in sieben Farben gebrochen, die den sieben Chakren zugeordnet sind. Jede Farbe liegt in einem bestimmten Frequenzbereich, d. h., sie hat eine jeweils unterschiedliche Wirkung auf den Körper und die Psyche.

Man kann also jedes Chakra mit der entsprechenden Farbe bestrahlen, wie es z. B. bei der Farbpunktur nach Peter Mandel gemacht wird. Einfacher ist es, mit der Vorstellung von der Farbe zu arbeiten, d. h. sie zu visualisieren. Rufen Sie sich dazu die Farbe so lebendig wie möglich vor das innere Auge (die Farbe Rot beispielsweise als Mohnblumenfeld), und stellen Sie sich vor, wie Sie das entsprechende Chakra und den zugehörigen Körperbereich damit bestrahlen.

Wenn Sie ein gestörtes Chakra harmonisieren wollen, so können Sie dies auch mit Vorstellungsübungen tun: Konzentrieren Sie sich auf einen Gegenstand in der dem Chakra entsprechenden Farbe.

Farben, Elemente und Steine der Chakren

Den sieben Chakren sind zur Harmonisierung die folgenden Farben, Elemente und Edelsteine zugeordnet:

▶ Basis- oder Wurzelchakra:
Rot, Erde, Hämatit, Rote Koralle

▶ Sakral- oder Sexualchakra:
Orange, Wasser, Feueropal, Mondstein, Perle

▶ Solarplexuschakra:
Gelb, Feuer, Bernstein, Tigerauge

▶ Herzchakra:
Grün, alle Elemente, Jade, Malachit, Rosenquarz, Saphir

▶ Kehlkopfchakra:
Hellblau, Luft, Aquamarin, Opal, Topas

▶ Stirnchakra:
Indigoblau, Luft, Lapislazuli, Topas

▶ Scheitelchakra:
Violett, Luft, Amethyst, Bergkristall, Diamant

Funktion und Behandlung der einzelnen Chakren

Das Basischakra und das Sakralchakra haben einen besonders starken Bezug zum Becken mit seinen verschiedenen Organen und zur Beckenbodenmuskulatur. Trotzdem sollten alle Chakren in die Übungen und Farbanwendungen einbezogen werden, um den harmonischen Energiefluss entlang der Wirbelsäule nach oben anzuregen und eine umfassende Wirkung auf den Körper zu erzielen.

Über die Fußchakren, die vor allem mit den unteren Chakren verbunden sind, kann Erdenergie aufgenommen oder abgegeben werden (z. B. bei starker Anspannung oder Stress). Über die Handchakren, die eine ganz besonders intensive Ausstrahlungsfähigkeit besitzen, kann Energie weitergegeben werden. Sie spielen eine zentrale Rolle bei grundlegenden Heilungsprozessen.

Basischakra (Muladhara)

▶ Das unterste Chakra, das seinen Sitz an der Basis des Beckens zwischen Steißbein und Damm hat, nennt man auch Wurzelchakra. Es ist mit der Vorstellung einer dunkelroten Lotosblüte mit vier Blättern verbunden. Das Wurzelchakra steht für Stabilität, für eine solide Basis des Menschen, für seine Verbindung zur Erde. Es enthält die Urenergie.

Das Basischakra steht in enger Beziehung zum Beckenboden, aber auch zur Wirbelsäule. Emotional hängt es mit dem Gefühl von Vertrauen und Sicherheit zusammen.

▶ Fließen die Energien in diesem Zentrum harmonisch, hat der Mensch das Gefühl von Sicherheit und Vertrauen. Er ist voller Optimismus und Lebensfreude und in Übereinstimmung mit sich selbst.

▶ Schon von seiner Lage her hat das Wurzelchakra eine enge Beziehung zur Beckenbodenmuskulatur, die zur Stabilisierung der eigenen Basis beiträgt. Übungen für das Wurzelchakra können das Gefühl verstärken, einen festen Halt im eigenen Körper zu haben. Sie vermitteln zudem das Empfinden, einen festen Platz in der Welt einzunehmen und in einem gesunden Verhältnis zur Erde und zur Natur zu stehen.

▶ Störungen im Energiefluss äußern sich durch Kraftlosigkeit im Beckenbereich, Hämorrhoidalleiden, Schmerzen im Enddarm- und Steißbeinbereich. Bei Blockaden in diesem Chakra können Gefühle von Verlorenheit, Kraftlosigkeit, Pessimismus und mangelndem Urvertrauen auftreten.

▶ Körperliche Zuordnung: Wirbelsäule, Becken und Beckenboden, gesamter Dickdarm und Enddarm, Blutaufbau.

▶ Verbindung zu den Nebennieren.

▶ Möglichkeiten der Harmonisierung: Bestrahlung mit oder Visualisierung von roter Farbe.

Sakral- oder Sexualchakra (Svadhistana)

▶ In diesem Energiezentrum sind Erinnerungen und Gefühle aus dem zwischenmenschlichen Bereich »gespeichert«. Störungen, die man in früher Kindheit in diesem Zusammenhang erlebt hat, können zu unverhältnismäßigen Schuldgefühlen und dem Zwang zur Kontrolle von Gefühlen und Leidenschaften führen. Das Sakralchakra regelt die Fortpflanzung und die sexuellen Aktivitäten eines Menschen.

▶ Ein harmonischer Energiefluss bedeutet gesunde schöpferische und sexuelle Impulse, die Fähigkeit, sich seiner Leidenschaften und Emotionen bewusst zu werden und damit umgehen zu können.

▶ Körperliche Zuordnung: Beckenraum, Fortpflanzungsorgane, Nieren, Blase, Prostata, Lymphfluss.

▶ Verbindung zu den Keimdrüsen (Eierstöcke, Hoden).

▶ Möglichkeiten der Harmonisierung: Bestrahlung mit oder Visualisierung von oranger Farbe.

> Das Sakralchakra könnte man auch als gynäkologisches Chakra bezeichnen, weil man viele Frauenbeschwerden mit einer Störung dieses Chakras in Verbindung bringt.

Solarplexuschakra (Hara bzw. Manipura)

▶ Das dritte Chakra ist verantwortlich für seelische Ausgeglichenheit, Herzlichkeit, spontane Gefühlsäußerung und Wärme.

▶ Ein harmonischer Energiefluss in diesem Bereich führt zu einem intensiveren Bewusstsein der eigenen Kraft, zu mehr Durchsetzungsvermögen und persönlicher Macht im positiven Sinn.

▶ Körperliche Zuordnung: mittlerer Rückenbereich, Bauchhöhle, Verdauungsorgane, Magen, Leber, Milz, vegetatives Nervensystem.

▶ Verbindung zur Bauchspeicheldrüse.

▶ Möglichkeiten der Harmonisierung: Bestrahlung mit oder Visualisierung von gelber Farbe.

Herzchakra (Anahata)

▶ Das vierte Chakra versorgt den Menschen mit Harmonie, Kreativität, Lebenslust, Kontaktfreude und Liebesfähigkeit.

▶ Ein ungestörter Fluss der Energie in diesem Bereich bringt es mit sich, dass Gefühle der Liebe und Zuneigung zu anderen wahrgenommen und mitgeteilt werden können. Wer etwas auf dem Herzen hat, kann die Hilfe von anderen leichter suchen und annehmen.

▶ Körperliche Zuordnung: Herz, oberer Rücken, Brustkorb, Herz- und Kreislaufsystem.

▶ Verbindung zur Thymusdrüse.

▶ Möglichkeiten der Harmonisierung: Bestrahlung mit oder Visualisierung von grüner Farbe.

Kehlkopfchakra (Visuddha)

▶ Dieses Chakra ist eng mit den rhetorischen Fähigkeiten verbunden.

▶ Der harmonische Fluss im Bereich des Kehlkopfchakras führt dazu, dass man sich besser ausdrücken kann, er erleichtert die Kommunikation und fördert das Verständnis.

▶ Körperliche Zuordnung: Hals, Nacken- und Kieferbereich, Stimme, Luftröhre, Bronchien.

▶ Verbindung zur Schilddrüse und zu den Nebenschilddrüsen.

▶ Möglichkeiten der Harmonisierung: Bestrahlung mit oder Visualisierung von hellblauer Farbe.

Die Liebesfähigkeit und die Bereitschaft zu spontanen Gefühlsäußerungen sind eng mit dem Herzchakra verknüpft. Wer etwas »auf dem Herzen hat«, es aber nicht mitteilen kann, läuft Gefahr, Herzprobleme zu bekommen.

Stirnchakra (»Drittes Auge« bzw. Ajna)

▶ Ein ausgeglichener Energiefluss im sechsten Chakra äußert sich durch gesteigerte geistige Fähigkeiten. Er gewährleistet, dass Intellekt und Intuition im richtigen Maß eingesetzt werden und sorgt für eine gute Vorstellungskraft.

▶ Körperliche Zuordnung: Gesicht, Augen, Ohren, Nase, Nebenhöhlen, Kleinhirn.

▶ Verbindung zur Hypophyse (Hirnanhangsdrüse).

▶ Möglichkeiten der Harmonisierung: Bestrahlung mit oder Visualisierung von indigoblauem Licht.

Scheitelchakra (Sahasrata)

▶ Ein ungehinderter Energiefluss im Bereich des siebten Chakras verbessert den Zugang zum Unterbewusstsein, zu Erkenntnis und Erleuchtung. Menschen mit einem ausgeglichenen Scheitelchakra erleben das Glücksgefühl, Teil eines großen Ganzen zu sein.

▶ Körperliche Zuordnung: Großhirn.

▶ Verbindung zur Epiphyse (Zirbeldrüse).

▶ Möglichkeiten der Harmonisierung: Bestrahlung mit oder Visualisierung von violetter Farbe.

Störungen des Scheitelchakras können sich in Lebensangst und Antriebslosigkeit äußern. Bei manchen Menschen stellen sich Migräne, Depressionen und Frustration ein.

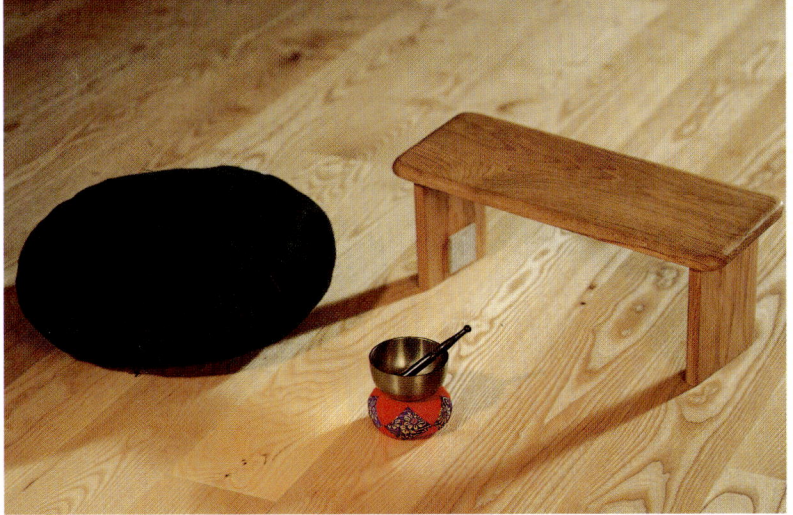

Bei den Chakraübungen können Ihnen diese Hilfsmittel die Konzentration erleichtern: Sitzkissen und -bänkchen erlauben eine entspannte Meditionshaltung; und der Ton der Klangschale beendet die Versenkung.

Chakraübungen
Übung 1

▶ Setzen Sie sich im Schneidersitz auf ein Meditationsbänkchen oder einen Hocker, und richten Sie Ihre Wirbelsäule gerade auf; der Scheitel ist nach oben gedehnt.

▶ Sammeln Sie sich, und spüren Sie Ihren Atem. Schieben Sie eine Hand unter den Körper, so dass Sie den Beckenboden spüren können. Nehmen Sie wahr, wie der Atem dorthin strömt. Konzentrieren Sie sich dann auf Ihre Nase, und spüren Sie, wie der Atem durch die Nasenlöcher nach innen fließt.

▶ Stellen Sie sich vor, Sie atmen eine überaus kostbare Substanz ein und lenken sie durch Ihren Körper hindurch, bis Sie den warmen Kraftstrom in Ihrer Hand spüren können. Von der Hand lenken Sie ihn zurück in den Beckenboden, der sich dann mit Energie füllt.

▶ Visualisieren Sie, wie Ihre Beckenbodenmuskulatur in einen ruhevollen Entspannungszustand kommt, ohne dabei schlaff zu werden.

> Während bei Akupunktur und Akupressur Energieblockaden mit Hilfe von Nadeln oder Fingerdruck aufgelöst werden, sieht man in der Yogalehre den bewusst gelenkten Atem als Hilfsmittel an, das solche Stauungen beseitigt.

Übung 2

▶ Setzen Sie sich im Schneidersitz auf einen Hocker, der Rücken ist gerade, der Scheitel nach oben gedehnt. Rufen Sie sich das Chakra, das Sie mit neuer Energie aufladen wollen, vor das innere Auge.

▶ Legen Sie die rechte Hand darauf, und lenken Sie beim Ausatmen einen leuchtenden Strom über Ihre Hand in das Chakra.

▶ Heben Sie den linken Arm über den Kopf, und richten Sie die Handfläche nach oben. Stellen Sie sich vor, Sie nehmen auf diese Weise Energie aus höheren Regionen auf.

▶ Visualisieren Sie, wie Sie mit Ihrer linken Hand Energie aufnehmen, die Sie beim Ausatmen weiter in das entsprechende Chakra leiten. Diese Auflädeübung stärkt die mit dem Chakra verbundenen Organe und Körperteile.

▶ Unterstützen Sie diese Übung mit positiven Affirmationen wie »Kraft und Gesundheit in mein Wurzelchakra«.

Über die Autorin

Anna Elisabeth Röcker arbeitet als Heilpraktikerin und Yogalehrerin in eigener Praxis in München. Als Dozentin u.a. am Zentrum für Naturheilkunde, München, und der Gesundheitsakademie in Bad Griesbach vermittelt sie ihre Erfahrungen und Erkenntnisse an Ärzte und Heilpraktiker.

Literatur

Cantieni, Benita: Tiger Feeling. Das sinnliche Beckenbodentraining. Verlag Gesundheit. 3. Auflage, Berlin 1998
Kitchenham-Pec, Susanne/Bopp, Annette: Beckenbodentraining. Trias Verlag. Stuttgart 1995
Röcker, Anna Elisabeth: Atlas des ganzheitlichen Heilens. Südwest Verlag. München 1998
Röcker, Anna Elisabeth: Bach-Blüten. Krankheit als Weisung der Seele. W. Ludwig Buchverlag. 3. Auflage, München 1998
Röcker, Anna Elisabeth: Yoga. Der Weg zu innerer Harmonie und Gesundheit. Südwest Verlag. München 1997

Hinweis

Das vorliegende Buch ist sorgfältig erarbeitet worden. Dennoch erfolgen alle Angaben ohne Gewähr. Weder Autorin noch Verlag können für eventuelle Nachteile oder Schäden, die aus den im Buch gemachten praktischen Hinweisen resultieren, eine Haftung übernehmen.

Bildnachweis

Sämtliche Fotos stammen von Michael Nagy, München, mit Ausnahme von: Archiv Verlagshaus Goethestraße: 6, 85 (Kristiane Vey/jump), 24 (Dirk Albrecht), 32 (Hans Seidenabel), 40 (Matthias Tunger), 82 (Karl Newedel); Mauritius, Mittenwald: 12 (Bergmann), 31 (PowerStock)

Impressum

© 1999 Südwest Verlag GmbH in der Verlagshaus Goethestraße GmbH & Co. KG, München

Alle Rechte vorbehalten. Nachdruck – auch auszugsweise – nur mit Genehmigung des Verlags.

Redaktion:
Anja Romaus

Projektleitung:
Anja Feise

Redaktionsleitung und medizinische Fachberatung:
Dr. med. Christiane Lentz

Bildredaktion:
Beate Wagner

Illustrationen:
Nada Gotovac, München;
Renate Holzner (Seite 88)

Produktion:
Manfred Metzger

Umschlag:
Heinz Kraxenberger, München
Till Eiden

Layout:
Wolfgang Lehner

DTP/Satz:
Mihriye Yücel

Druck:
Color-Offset, München

Bindung:
R. Oldenbourg, München

Printed in Germany

Gedruckt auf chlor- und säurearmem Papier

ISBN 3-517-07828-X

Register